中国医学临床百家

关振鹏／著

膝关节骨关节炎
关振鹏 2019 观点

科学技术文献出版社
SCIENTIFIC AND TECHNICAL DOCUMENTATION PRESS

·北京·

图书在版编目（CIP）数据

膝关节骨关节炎关振鹏2019观点 / 关振鹏著. —北京：科学技术文献出版社，
2018.12（2019.7重印）

ISBN 978-7-5189-4869-7

Ⅰ.①膝…　Ⅱ.①关…　Ⅲ.①膝关节—关节炎—诊疗　Ⅳ.① R684.3

中国版本图书馆 CIP 数据核字（2018）第 231639 号

膝关节骨关节炎关振鹏2019观点

策划编辑：程　寒　责任编辑：巨娟梅　程　寒　责任校对：张吲哚　责任出版：张志平		

出　版　者	科学技术文献出版社	
地　　　址	北京市复兴路15号　　邮编　100038	
编　务　部	（010）58882938，58882087（传真）	
发　行　部	（010）58882868，58882870（传真）	
邮　购　部	（010）58882873	
官 方 网 址	www.stdp.com.cn	
发　行　者	科学技术文献出版社发行　全国各地新华书店经销	
印　刷　者	北京虎彩文化传播有限公司	
版　　　次	2018 年 12 月第 1 版　2019 年 7 月第 2 次印刷	
开　　　本	710×1000　1/16	
字　　　数	116千	
印　　　张	12.75　彩插2面	
书　　　号	ISBN 978-7-5189-4869-7	
定　　　价	108.00元	

序

Foreword

韩启德

欧洲文艺复兴后，以维萨利发表《人体构造》为标志，现代医学不断发展，特别是从19世纪末开始，随着科学技术成果大量应用于医学，现代医学发展日新月异，发生了根本性的变化。

在过去的一个世纪里，我国现代化进程加快，现代医学也急起直追。但由于启程晚，经济社会发展落后，在相当长的时期里，我国的现代医学远远落后于发达国家。记得20世纪50年代，我虽然生活在上海这个最发达的城市里，但是母亲做子宫切除术还要到全市最高级的医院才能完成；我患猩红热继发严重风湿性心包炎，只在最严重昏迷时用过一点青霉素。20世纪60—70年代，我从上海第一医学院毕业后到陕西农村基层工作，在很多时候还只能靠"一根针，一把草"治病。但是改革开放仅仅30多年，我国现代医学的发展水平已经接近发达国家。可以说，世界上所有先进的诊疗方法，中国的医生都能做，有的还做得更好。更为可喜的是，近年来我国医学界开始取得越来越多的原创性成果，在某些点上已经处于世界领先地位。中国医生已经不再盲从发达国家的疾病诊疗指南，而能根据我们自己的经验和发现，根据我国自己的实际情况制定临床标准和规范。我们越来越有自己的东西了。

要把我们"自己的东西"扩展开来，要获得越来越多"自己的东西"，就必须加强学术交流。我们一直非常重视与国外的学术交流，第一时间掌握国外学术动向，越来越多地参与国际学术会议，有了"自己的东西"也总是要在国外著名刊物去发表。但与此同时，我们更需要重视国内的学术交流，第一时间把自己的创新成果和可贵的经验传播给国内同行，不仅为加强学术互动，促进学术发展，更为学术成果的推广和应用，推动我国医学事业发展。

　　我国医学发展很不平衡，经济发达地区与落后地区之间差别巨大，先进医疗技术往往只有在大城市、大医院才能开展。在这种情况下，更需要采取有效方式，把现代医学的最新进展以及我国自己的研究成果和先进经验广泛传播开去。

　　基于以上考虑，科学技术文献出版社精心策划出版《中国医学临床百家》丛书。每本书涵盖一种或一类疾病，由该疾病领域领军专家撰写，重点介绍学术发展历史和最新研究进展，并提供具体临床实践指导。临床疾病上千种，丛书拟以每年百种以上规模持续出版，高时效性地整体展示我国临床研究和实践的最高水平，不能不说是一个重大和艰难的任务。

　　我浏览了丛书中已经完稿的几本书，感觉都写得很好，既全面阐述有关疾病的基本知识及其来龙去脉，又介绍疾病的最新进展，包括笔者本人及其团队的创新性观点和临床经验，学风严谨，内容深入浅出。相信每一本都保持这样质量的书定会受到医学界的欢迎，成为我国又一项成功的优秀出版工程。

　　《中国医学临床百家》丛书出版工程的启动，是我国现代医学百年进步的标志，也必将对我国临床医学发展起到积极的推动作用。衷心希望《中国医学临床百家》丛书的出版取得圆满成功！

　　是为序。

作者简介
Author introduction

  关振鹏，男，1969年5月出生，医学博士，北京大学教授、博士生导师，北京大学人民医院主任医师，北京大学首钢医院主任医师、骨科主任。

  目前主要从事风湿性疾病的外科治疗，重点是人工髋、膝关节置换术、翻修术及围手术期管理，同时也开展人工肩、肘关节置换术，膝关节骨节炎阶梯治疗等保膝手术技术，先天性髋关节发育不良矫正、股骨头坏死早期保头治疗等保髋手术技术。目前每年完成人工髋、膝关节置换术600余例，至今已完成人工膝、髋关节置换术近6000例。

  主要科研方向为人工关节置换术后自体血液回输技术、骨科术后快速康复（enhanced recovery after surgery, ERAS）相关研究、人工关节置换术后下肢深静脉血栓形成及其预防和治疗、人工关节置换术后肺动脉栓塞的早期诊断及处理原则、血友病性关节炎的人工关节置换技术及围手术期处理、类风湿关节炎和骨关节炎的发病机制研究、干细胞治疗骨关节炎的机制及具体技术的研究、抗菌人工关节假体的相关研究等。

  近年来有70余篇论文发表在国内外主要医学杂志上，在

SCI 收录的国际主要医学期刊上发表论文 10 篇，主编和参编了数部临床专著。2002 年曾荣获教育部提名的国家科学技术进步一等奖，为第四完成人；2007 年荣获国家科学技术进步二等奖，为第二完成人。目前已完成国家自然基金面上项目两项，已完成新疆维吾尔自治区科技合作课题两项，正承担国家自然基金面上项目一项，正参与北京市科学技术委员会医药协同科技创新研究（科研）项目一项。

现兼任中国老年学和老年医学学会老年骨科分会第三届委员会常务委员兼总干事、中国老年学和老年医学学会骨质疏松分会关节专家委员会副主任委员、中华医学会骨科学分会关节学组中国髋关节工作委员会委员、中华医学会骨科学分会创新与转化学组委员、北京医学会骨科学分会关节学组委员、白求恩公益基金会骨科专业委员会委员、白求恩公益基金会骨科基层教育委员会副主任委员、中国医师协会基础学组委员及髋关节外科学组委员、中国研究型医院学会关节外科学专业委员会首届常务委员及膝关节部分置换研究学组、关节外科感染防治研究学组成员等。

前 言
Preface

膝关节骨关节炎对于我们来说并不是一种陌生的疾病，即使对于一位非医学专业人士也是如此。哪怕并没有过骨科或关节科相关的职业经历，我们也很容易在生活中见到那些手脚不灵活、罗圈腿、走路颤巍巍的老年人。人的身体正如一架精密的机器，当这台机器已经连续运转了数十年之后，大大小小的关节难免会像本应咬合严密的齿轮一样出现锈蚀和异响，并因此需要润滑、修整甚至更换零件。

随着人均寿命的增长及社会老龄化的加重，膝关节骨关节炎的发病率逐年攀升，已经成为一个世界性的健康问题。由于骨关节炎会导致失能甚至致残等严重后果，这种疾病正在带来日益沉重的社会医疗保障负担。而随着生活条件的改善和健康要求的提高，我们的老龄公民对于生活质量的要求也越来越高，这就鞭策着我们不得不更加努力地去探索骨关节炎这一常见却又没有得到完全揭秘的疾病。

纵观近现代医学一百余年的发展历史，膝关节骨关节炎一直都是一种可令人丧失生活能力的致残性疾病。不计其数的医学前辈们已经为缓解、治疗骨关节炎做出了璀璨的贡献，我们的患者完全可以在口服药物、注射药物及各种类型的手术中获得生活质量的飞跃，从而在应当颐养天年的年龄享有幸福的生活。

但是，医疗科学与技术的发展日新月异，作为临床工作者，抱残守缺、墨守成规是我们为患者解除病痛的职业要求的大敌。随着新的研究、指南与专家共识不断问世，膝关节骨关节炎的机制、诊断、治疗思路和具体技术都在进步，其中不乏与传统观点碰撞乃至于冲突的意识与技术。除膝关节骨关节炎常见常用药物、治疗手段及膝关节置换术等内容之外，本书还涵盖了近年讨论较多的"保膝手术治疗"等方面的内容，以期对介于药物保守治疗与全膝关节置换术之间的"过渡性"的治疗手段进行观点讨论与分享。

此次科学技术文献出版社于近期推出的《中国医学临床百家》丛书，给我们提供了一个宝贵的机会，得以收集归纳近年有关膝关节骨关节炎的新观点，并整理成册。我们编撰此书，希望能够起到抛砖引玉的作用，为骨关节领域的各位老师、同道及青年后辈们提供一些参考与启发。相信随着技术的发展进步，还会有更多新的问题被提出，我们也将随之修正发布新的观点。

感谢为本书撰写提供大量素材并参与编撰的撰写团队，他们是：北京大学人民医院陈照宇主治医师、张克石博士、李沼硕士、丁镇涛硕士，北京通州中西医结合医院张辉副主任医师，北京大学首钢医院裴征主治医师，中国人民解放军总医院张卓主治医师，北京民航总医院张绍龙主治医师，北京大学国际医院王军锋主治医师，潍坊市人民医院袁峰医师。正是在他们的热情支持下，本书才得以早日完稿，并与广大读者见面。

由于时间仓促，加之本人能力所限，围绕膝关节骨关节炎还有许多问题没有涉及，且许多最新观点尚待经过临床实践的验证，难免出现许多问题，承蒙医学界同道们不吝赐教并加以斧正。

关振鹏

目 录
Contents

膝关节骨关节炎的流行病学及概述

1. 膝关节骨关节炎是一种主要累及活动关节软骨的慢性退行性病变

根据国际骨关节炎研究学会（osteoarthritis research society international，OARSI）目前所采用的定义，骨关节炎（osteoarthritis，OA）是一种涉及活动关节的疾病，其特点为由适应不良的修复反应（涉及自然免疫的促炎性通路）所致的宏观及微观损伤启动的细胞应激和细胞外基质降解。本病首先表现为分子水平紊乱（关节组织异常代谢），继而出现解剖学和（或）生理学紊乱（以软骨退变、骨重塑、骨赘形成、关节炎症和正常关节功能丧失为特点），这些紊乱最终会导致本疾病的发生。由于骨关节炎的主要表现为关节活动受限，膝关节、髋关节等下肢负重关节罹患骨关节炎时给患者带来的痛苦和不便通常较为显著。随着人口老龄化的进展及老年人对生活质量要求的提高，膝关节骨关节炎等慢性骨关节疾病越来越成为老年人丧失劳动乃至日常活动能力的重要原因之一。除此之外，膝关节骨关节炎还会导致患者社会心理层面的焦虑、无助、抑郁、社交障碍等，严重影响了患者的日常生活、社会功能及生活质量，同时给家庭和社会医疗带来巨大的经济负担和压力。

2. 膝关节骨关节炎在国内外的流行状况不容乐观

膝关节骨关节炎是一个世界性的健康问题。根据第三次美国国家健康和营养调查研究（NHANES Ⅲ）的数据，美国 60 岁以上人群的影像学 OA 的发生率为 37.0%。据美国国家健康访问调查（national health interview survey，NHIS）的对比，估计在 2007—2008 年美国罹患症状性膝关节骨关节炎的患者有 1370 万（占美国 25 岁以上总人口的 6.9%），患有晚期膝关节骨关节炎（K-L 分级 3～4 级）的患者则有 770 万（占美国 25 岁以上总人口的 3.9%）；而到了 2011—2012 年，症状性膝关节骨关节炎的患者数量增加到了 1510 万，晚期膝关节骨关节炎的患者数量增加到了 860 万，分别占到美国 25 岁以上总人口的 7.3% 和 4.2%。而在我国，唐旭于 2016 年分析来自中国健康与养老追踪调查（china health and retirement longitudinal study，CHARLS）的数据得出结论，纳入统计的数据中有 8.1% 患者被诊断为症状性膝关节骨关节炎，且症状性膝关节骨关节炎的发病率存在一定的地区差别与城乡差别：中国北部和东部地区症状性膝关节骨关节炎患病率最低（分别为 5.4% 和 5.5%），其次是东北部地区（7.0%）、中南部地区（7.8%）和西北部地区（10.8%），居住在西南地区的受试者患病率最高（13.7%），并且在农村比城市更常见。

3. 影响膝关节骨关节炎发病的流行病学危险因素复杂多样

膝关节骨关节炎的发病机制目前尚未完全明确，但已知的危险因素较多，目前认为比较重要的包括年龄、性别、超重、种族、积累性劳损、居住环境、遗传因素、生物力学因素、内分泌及代谢异常、膝关节软组织损伤史等。

（1）年龄

年龄是膝关节骨关节炎最重要的危险因素之一。NHIS 的数据表明，膝关节骨关节炎的最高年发病率在 55 ~ 64 岁，在 65 岁以上老年人中，晚期膝关节骨关节炎的患病率（67.0%）显著高于 45 ~ 64 岁人群（51.0%），而 45 岁以下人群中表现出膝关节骨关节炎症状的仅有约 2.0%，晚期膝关节骨关节炎则更少，仅有约 0.7%。

（2）性别

通常认为，女性比男性罹患骨关节炎的风险更高。在美国人群中的调查提示，与白种人女性相比，白种人男性 K-L 分级恶化的风险较低（$HR = 0.75$）。我国数据也提示女性患症状性膝关节骨关节炎的患病率为 10.3%，高于男性的 5.7%。

　　有关这一现象，已有学者从不同角度尝试给出了解释，目前认为不同性别的激素水平差异、解剖学差异和遗传学差异可能是导致这一差别的原因。目前已经发现，在女性人群中，血清中的内源性雌二醇、孕酮和睾酮水平降低与膝关节积液 – 滑膜炎及其他膝关节骨关节炎相关的结构性病变相关。Sudhakar Tummala 等首先定义了膝关节的关节接触面积（contact area，CA）和一致性指数（congruity index，CI）两个概念，并发现 CA 会随着膝关节骨关节炎的发生而上升，然后会随着骨关节炎进展而下降；CI 在健康关节中最高，随着骨关节炎的发生而下降，并随着疾病进展而下降。而后该团队发现健康人群的 MRI 影像学数据提示，内侧胫股关节存在性别差异，校正年龄和体重指数后可发现，女性膝关节骨关节炎显著＞男性，而男性 CI 显著高于女性，提示女性膝关节骨关节炎风险升高可能与这些因素有关。另有研究报道，滑液中的外泌体 miRNA 含量在膝关节骨关节炎患者中观察到了性别特异性改变，这些改变与膝关节相关的代谢过程和炎症基因表达均有一定的关系。

　　（3）超重

　　若以 BMI 为 22.5 当作基线水平，当 BMI 为 25 时发生 OA 的风险增加 1.6 倍，BMI 为 30 时风险增加 3.6 倍，BMI 为 35 时风险增加 7.5 倍。

　　目前已有的证据并不能说明全膝关节置换术（total knee arthroplasty，TKA）是否有利于减肥，但无疑肥胖患者接受 TKA

手术的风险会提高。已有证据表明，肥胖患者在术后中短期出现伤口感染或内科并发症等的风险较高，而且出现力线不良、术后关节脱位和早期翻修的风险也更高。

传统观点一般认为，超重之所以成为膝关节骨关节炎的发病机制是膝关节承重过度所致的生物力学后果，但近年相关研究的观点认为，包括髌下脂肪垫在内的脂肪代谢紊乱也会导致膝关节骨关节炎的加剧，而不仅仅与体重负荷的变化有关。

（4）种族

徐苓等的研究将中国北京城区老年人群与美国同龄白种人进行对比发现，北京城区女性患者的膝关节骨关节炎患病率，放射学 OA 为 1.45，临床 OA 为 1.43，比美国妇女高 40%～50%；而北京城区男性放射学 OA 和临床 OA 的患病率分别为 27.6% 和 7.1%，与美国男性近似，其年龄标化的患病率比为 0.90% 和 1.02%。

同样的差异在白种人及非裔人群的对比中也存在。一项持续 4 年的随访研究提示，与白种人相比，美国非裔男性人群在基线水平和整个随访过程中测量到的关节间隙变化会更加显著。

种族带来的差异可能涉及多种方面的因素，如居住环境、生活习惯、收入水平、基因差异等，2017 年一项涵盖了两个北美队列研究中 1217 位非裔美国人的研究发现，在 LINC01006（最小等位基因频率 12%，$P=4.11 \times 10^{-9}$）中发现了一个全基因组显著变异，该变异在欧裔白人中较少见（最小等位基因频率 < 3%），

且未发现证据表明此前报道过的欧裔白种人骨关节炎易感性变异与非裔美国人膝关节骨关节炎之间有何关系。

（5）积累性劳损

通常的观点认为，适当的运动对于膝关节保健是有利的，可以延缓乃至防治膝关节骨关节炎的发生和进展，但是负重、深蹲、长跑、上下楼、登山、跪坐等动作会使膝关节的压力负担明显加重，因此涉及上述动作的运动习惯或职业劳动均有可能成为积累性劳损的来源，并构成膝关节骨关节炎的危险因素。比起不需要体力活动的职业，需要经常蹲下或跪着的职业发生膝关节骨关节炎的风险升高近 2 倍，特别是需要负重的职业。Cameron 等的研究表明，在排除年龄及性别的因素后，从事军事、消防、执法等工作会导致显著提高膝关节骨关节炎的风险，即使在退役人群中此趋势依然存在。

在运动方面，与我们的直观感受不同，跑步等运动方式在膝关节骨关节炎中的作用目前尚且是存在争议的。有学者进行了 Meta 分析后得出结论，认为跑步者由于 OA 而接受手术的概率降低了大约 50%。我国学者何文科也曾提出，文职类工作和慢跑为 OA 患病的保护性因素，而游泳和武术反而会增加 OA 的患病风险。但也有学者认为跑步与膝关节骨关节炎并无相关性，既不能防止也不能增加膝关节骨关节炎的风险。Kujala 等的研究则认为跑步者会更加容易发生膝关节骨关节炎和膝盖疼痛，然而在接受同样的日常活动之后，跑步者由于膝关节疼痛导致的活动受限却比对照组更少。

但是总体而言，我们仍然可以认为，适度的日常娱乐性体育活动，无论什么类型，都不是临床或影像学膝关节骨关节炎的明确危险因素。某些运动之所以与膝关节骨关节炎体现出了一定的相关性，可能是由于这些运动与半月板或韧带损伤有着更加密切的联系。

而在机械负荷方面，一篇纳入了 5 篇前瞻性队列研究（共计452 例患者）的 Meta 分析提出，行走时的膝关节负荷与膝关节骨关节炎进展之间没有因果关系。

（6）居住环境

湿冷的居住环境可能会导致膝关节骨关节炎的风险升高。我国针对藏族人群的一项研究显示长期低温是出现骨关节炎疾病的危险因素，OR 值为 1.065（95% CI：1.042 ～ 1.086），表明藏民处于长期低温的环境中出现膝关节骨关节炎的可能性较高。对山西人群的一项研究也提示常居湿冷环境是膝关节骨关节炎的一项危险因素（OR=1.982）。

但关于这一点仍然存在争议，国外学者多认为湿冷可能并非影响膝关节骨关节炎患病率的危险因素，而仅仅是影响膝关节骨关节炎患者症状的一个刺激因素。欧洲的一项研究认为其调查的大多数 OA 患者（67.2%），认为天气会对他们的症状造成影响，这种趋势在女性和容易焦虑的人群中更加显著，且在南欧比在北欧更加明显。

对于后者，也有学者表示怀疑，认为湿冷环境影响膝关节骨关节炎患者的症状缺乏足够的合理解释，且相关研究容易受到诸多混杂因素的干扰。一项研究涵盖了来自 6 个欧洲国家的 2439 名老年人，调查了罹患 OA 或湿冷环境与户外活动减少之间的联系，暗示湿冷天气对于 OA 患病率的影响可能需要排除户外活动或劳动的混杂。

（7）遗传因素

相关家族史在膝关节骨关节炎中较为常见。若将接受膝关节置换术患者的后代与对照组进行研究可发现，在调整混杂因素和基线差异后，二者在膝关节内侧关节间隙狭窄上表现出显著差异；而在软骨缺失方面，若不经调整基线，TKR 患者后代组在胫骨内侧软骨缺失更加显著，即使在调整基线差异后，这种差异仍具有临界意义（$P = 0.055$）。

丹麦一项研究认为加性基因在膝关节骨关节炎的发病中可占到 18% 的比例，而早年甚至有其他对双胞胎的研究表明，遗传因素在 OA 起病的因素中可占到高达 40% ～ 60%。

（8）生物力学因素

肌力降低是造成膝关节骨关节炎患者病情发展的重要危险因素之一，与患者身体功能、生活质量下降密切相关。正常的膝关节伸肌肌力（主要是股四头肌）、屈肌肌力（主要是腘绳肌）、肌力平衡对于维持关节稳定性尤为重要，而股四头肌力量下降与关节疼痛和功能活动降低之间成正比关系。

而膝关节内外翻力线、股骨旋转力线与胫骨旋转力线与膝关节骨关节炎的发生也有一定的关系，详见本书"膝关节相关力线研究进展"部分。

（9）内分泌及代谢异常

在这一类危险因素中，我们最容易注意到的无疑是骨质疏松症。骨质疏松症与骨关节炎的危险因素中虽然存在一定的区别（如 BMI 和机械负荷），但也存在着相当多的重合（如性别、年龄、遗传因素等），更为关键的是二者在细胞因子、炎症反应等方面的发病机制存在一定的共同点。因此在骨关节炎患者中常常能够发现骨质疏松的相关表现，已有研究表明，由于骨关节炎而需要进行全膝关节置换术的患者中，有很大一部分患者也同时患有骨质疏松症，并且骨关节炎患者服用激素类药物也可能加剧骨质疏松的情况。

另外，有部分研究表明骨关节炎（尤其是膝关节骨关节炎）的发病率与其他一些代谢异常所致的疾病之间有着显著的相关关系。例如，在基于人群的研究中，骨关节炎患者发生心肌梗死的风险较高，据推测，部分原因是骨关节炎患者同时具备心肌梗死传统危险因素的概率也较高；而 2 型糖尿病则已被明确证明是重症膝关节骨关节炎的独立危险因素，一项涵盖 900 余病例、持续 20 年的研究表明，2 型糖尿病患者每 1000 人年接受关节置换术的比例平均为 17.7 例，远远高于非患者的 5.3 例。若将 2 型糖尿病作为关节置换术的独立风险预测指标，调整年龄、BMI 和其他

OA 危险因素后的风险比为 2.1。

（10）膝关节软组织损伤史

半月板和前后交叉韧带的损伤也会成为 OA 的危险因素。由于膝关节软组织损伤的部位和严重程度各有不同，分别进行分析所获得的 *OR* 值等差异较大，但若将文献分为韧带损伤和半月板损伤两个亚组进行分析，则合并结果较为稳定，有韧带损伤史者膝关节骨关节炎的 *OR* 值为 3.60（95% *CI*），半月板损伤则为 5.94（95% *CI*）。

在发生软组织损伤后，时间越长，发生膝关节骨关节炎的风险和比例就会越高。一篇系统回顾表明，ACL 损伤后，膝关节骨关节炎的发病率会随着时间的推移显著上升。伤后 2 年为6.9%，5 年为 32.2%，7 年为 36.3%，10 年为 79.6%。而同时，相比于无 ACL 受伤史的患者，OA 的相对风险也会随之增加：在ACL 损伤后 2 年，OA 的相对风险已经增加了 1 倍，到伤后 7 年则增加了约 5 倍。诚然这种趋势可能与年龄有关，但显然与磨损时间的延长亦有一定关系。

综上所述，膝关节骨关节炎已经越来越成为一个显著影响老年人生活质量的健康问题，其发病的危险因素也较为复杂，需要对这些因素进行更深入的研究，为最终揭示膝关节骨关节炎的发病机制及更先进的治疗手段提供灵感与参考。

参考文献

1. Zhang Y, Jordan J M.Epidemiology of osteoarthritis. Clin Geriatr Med, 2010, 26 (3): 355-369.

2. Deshpande B R, Katz J N, Solomon D H, et al. Number of Persons With Symptomatic Knee Osteoarthritis in the US: Impact of Race and Ethnicity, Age, Sex, and Obesity. Arthritis Care Res (Hoboken), 2016, 68 (12): 1743-1750.

3. Tang X, Wang S, Zhan S, et al. The Prevalence of Symptomatic Knee Osteoarthritis in China: Results From the China Health and Retirement Longitudinal Study. Arthritis Rheumatol, 2016, 68 (3): 648-653.

4. Vina E R, Ran D, Ashbeck E L, et al. Race, sex, and risk factors in radiographic worsening of knee osteoarthritis. Semin Arthritis Rheum, 2017, 47 (4): 464-471.

5. Jin X, Wang B H, Wang X, et al. Associations between endogenous sex hormones and MRI structural changes in patients with symptomatic knee osteoarthritis. Osteoarthritis Cartilage, 2017, 25 (7): 1100-1106.

6. Tummala S, Schiphof D, Byrjalsen I, et al. Gender Differences in Knee Joint Congruity Quantified from MRI: A Validation Study with Data from Center for Clinical and Basic Research and Osteoarthritis Initiative.Cartilage, 2018, 9 (1): 38-45.

7. Kolhe R, Hunter M, Liu S, et al. Gender-specific differential expression of exosomal miRNA in synovial fluid of patients with osteoarthritis.Sci Rep, 2017, 7 (1): 2029.

8. Zhou Z Y, Liu Y K, Chen H L, et al. Body mass index and knee osteoarthritis

risk: a dose-response meta-analysis. Obesity (Silver Spring), 2014, 22 (10): 2180-2185.

9. Kulkarni K, Karssiens T, Kumar V, et al. Obesity and osteoarthritis. Maturitas, 2016, 89: 22-28.

10. Santangelo K S, Radakovich L B, Fouts J, et al. Pathophysiology of obesity on knee joint homeostasis: contributions of the infrapatellar fat pad.Horm Mol Biol Clin Investig, 2016, 26 (2): 97-108.

11. 徐苓, Michael C N, Yuqing Z, et al. 北京城区老年人膝、髋和手骨关节炎的患病率及其与美国白人患病率的比较研究. 中华医学杂志, 2003, 83 (14): 10-13.

12. Liu Y, Yau M S, Yerges-Armstrong L M, et al. Genetic Determinants of Radiographic Knee Osteoarthritis in African Americans. J Rheumatol, 2017, 44 (11): 1652-1658.

13. Messier S P, Legault C, Mihalko S, et al. The Intensive Diet and Exercise for Arthritis (IDEA) trial: design and rationale.BMC Musculoskelet Disord, 2009, 10-93.

14. Cameron K L, Driban J B, Svoboda S J.Osteoarthritis and the Tactical Athlete: A Systematic Review. J Athl Train, 2016, 51 (11): 952-961.

15. Timmins K A, Leech R D, Batt M E, et al. Running and Knee Osteoarthritis: A Systematic Review and Meta-analysis.Am J Sports Med, 2017, 45 (6): 1447-1457.

16. 何文科. 甘肃省张掖市中老年人骨关节炎流行病学调查分析. 国外医学（医

学地理分册），2017，38（02）：129-132.

17. Felson D T, Niu J, Clancy M, et al. Effect of recreational physical activities on the development of knee osteoarthritis in older adults of different weights: the Framingham Study. Arthritis Rheum, 2007, 57（1）：6-12.

18. Kujala U M, Sarna S, Kaprio J, et al. Heart attacks and lower-limb function in master endurance athletes. Med Sci Sports Exerc, 1999, 31（7）：1041-1046.

19. Lefèvre-Colau M M, Nguyen C, Haddad R, et al. Is physical activity, practiced as recommended for health benefit, a risk factor for osteoarthritis?Ann Phys Rehabil Med, 2016, 59（3）：196-206.

20. Henriksen M, Creaby M W, Lund H, et al. Is there a causal link between knee loading and knee osteoarthritis progression? A systematic review and meta-analysis of cohort studies and randomised trials. BMJ Open, 2014, 4（7）：e005368.

21. 魏玲，葛卫红.藏族膝骨关节炎患者相关危险因素分析.中国医院药学杂志，2016，1-2.

22. 赵金芝.中老年膝骨关节炎发病病因及相关危险因素分析.山西医药杂志，2016，（3）：250-252.

23. Quick D C.Joint pain and weather.A critical review of the literature.Minn Med, 1997, 80（3）：25-29.

24. Timmermans E J, van der Pas S, Dennison E M, et al. The Influence of Weather Conditions on Outdoor Physical Activity Among Older People With and Without Osteoarthritis in 6 European Countries.J Phys Act Health, 2016, 13（12）：1385-1395.

25. Khan H I, Aitken D, Chou L, et al. A family history of knee joint replacement increases the progression of knee radiographic osteoarthritis and medial tibial cartilage volume loss over 10 years. Osteoarthritis Cartilage, 2015, 23 (2)：203-209.

26. Skousgaard S G, Skytthe A, Möller S, et al. Sex differences in risk and heritability estimates on primary knee osteoarthritis leading to total knee arthroplasty: a nationwide population based follow up study in Danish twins. Arthritis Res Ther, 2016, 18：46.

27. Zhang W, Doherty M.How important are genetic factors in osteoarthritis? Contributions from family studies.J Rheumatol, 2005, 32 (6)：1139-1142.

28. Valdes A M, Spector T D.Genetic epidemiology of hip and knee osteoarthritis. Nat Rev Rheumatol, 2011, 7 (1)：23-32.

29. 曹龙军，章礼勤，周石，等 . 膝关节骨性关节炎患者股四头肌动员能力和肌力储备改变的研究 . 中国康复医学杂志，2012，27 (1)：30-34.

30. 王晓玲，高丽萍，刘巧灵，等 . 膝骨关节炎患者膝屈伸肌等速肌力与日常活动能力的关系 . 中国实验诊断学，2017，6：1043-1045.

31. Geusens P P, van den Bergh J P.Osteoporosis and osteoarthritis: shared mechanisms and epidemiology. Curr Opin Rheumatol, 2016, 28 (2)：97-103.

32. Lingard E A, Mitchell S Y, Francis R M, et al. The prevalence of osteoporosis in patients with severe hip and knee osteoarthritis awaiting joint arthroplasty. Age Ageing, 2010, 39 (2)：234-239.

33. Schieir O, Tosevski C, Glazier R H, et al. Incident myocardial infarction associated with major types of arthritis in the general population: a systematic review and

meta-analysis. Ann Rheum Dis，2017，76（8）：1396-1404.

34. Schett G，Kleyer A，Perricone C，et al.Diabetes is an independent predictor for severe osteoarthritis: results from a longitudinal cohort study. Diabetes Care，2013，36（2）：403-409.

35. 陈颂春，王欣欣，高翔.膝骨关节炎危险因素的系统评价与 Meta 分析.老年医学与保健，2016，6：405-410.

36. Spahn G，Schiltenwolf M，Hartmann B，et al. The time-related risk for knee osteoarthritis after ACL injury. Results from a systematic review.Orthopade，2016，45（1）：81-90.

张克石　整理

膝关节骨关节炎发病机制研究现状

膝关节骨关节炎（knee osteoarthritis，KOA）是一种以软骨细胞的凋亡、软骨细胞外基质的降解、滑膜的炎性浸润及软骨下骨的重塑作为其主要病理特征的慢性致残性疾病。由于社会人口老龄化程度不断加剧，该疾病的流行性一直呈增长趋势，且患病率与患者数在慢性疾病中现已均居首位，并严重影响人们的生活质量。目前 KOA 的发病机制尚未明确，但诸多因素如负荷、年龄、性别、创伤及遗传易感性均与其发生和发展具有显著的相关性。

4. 膝关节软骨的正常结构、生化及代谢活动具有独特性

（1）软骨细胞

软骨细胞一般呈椭圆形、圆形，通常成对埋藏于基质软骨陷窝，且细胞外被基质所包绕。关节软骨是一种特殊形式的结缔

组织，属透明软骨，主要由软骨细胞和软骨细胞外基质组成。正常关节软骨的厚度为 1 ～ 5mm，呈浅白色，半透明，光滑面有光泽。从超微结构形态上可分为表层带、中间带、辐射带和钙化带。在钙化带与非钙化带之间存在一潮线，由各方向走行的排列紊乱的胶原纤维构成，可以增强非钙化区胶原纤维和软骨下骨板之间的连接。软骨无血管、淋巴及神经支配，所需的营养及废物的运输主要依赖于滑液的渗透。健康的关节软骨处于一种合成与降解的动态平衡中，但当这种平衡一旦被破坏，将导致 KOA 的发生。钙化层的软骨细胞为肥大软骨细胞，且因其含有抗血管形成的物质，因而能抵抗血管对软骨的侵蚀，形成骨和软骨间的重要缓冲带。软骨细胞是软骨内的唯一细胞成分，软骨的代谢有赖于其活性。关节软骨内存在由软骨细胞介导的动态改建系统，在许多因素的参与下，如通过细胞因子和生长因子的作用，精确调节蛋白酶和蛋白酶抑制剂的含量，以保持内环境的稳定。

（2）软骨基质

关节软骨的细胞外基质由胶原、蛋白多糖和水构成，它们分别约占软骨比重的 25%、10% 和 65%。细胞外基质总是处于分解代谢和合成代谢的动态平衡之中，其成分在不同的个体、部位、浓度和年龄等情况下均有差异。同时，细胞外基质也会影响软骨细胞的活动，包括细胞兴奋、增殖及分化，因此软骨基质成分的任何变化都会影响软骨细胞的生物学特性。

胶原中占主要成分的是 II 型胶原，由 3 条以 Gly-x-y 序列为

特征的 α 链构成，聚合之后形成胶原纤维束，通过编织、交联及与核心蛋白结合在一起，维持软骨的抗压力、抗剪力强度和形状，限制由蛋白多糖聚体所产生的内部膨胀压。关节软骨胶原通过特定的排列顺序从而维持软骨的功能，胶原纤维在表层水平排列从而分散承重压力；中层斜行排列有利于抵抗张力；深层垂直排列有利于加强连接。此外，软骨中尚含有少量Ⅸ型、Ⅺ型和Ⅹ型胶原等。Ⅸ型胶原散在分布于软骨细胞外基质中，在Ⅱ型胶原之间及其他细胞外基质成分之间联结上起重要作用，稳定纤维网络结构。Ⅺ型胶原多分布于软骨细胞周围，可能参与细胞外基质纤维支架的构筑。Ⅹ型胶原在正常软骨中不存在，只有肥大软骨细胞才能合成，它是肥大软骨细胞的标志。

蛋白多糖的基本结构单位是糖胺多糖，由 4- 硫酸软骨素，6- 硫酸软骨素和硫酸角质素组成，它们沿核心蛋白非对称性分布，且其链的长短和比例可随年龄、发育或疾病而发生改变。核心蛋白由三个区组成：N 末端区、硫酸软骨素区和 C 末端区。在 N 末端区有 2 个球形结构域，称为 G1 和 G2，G1 结构域与透明质酸非共价地结合。C 末端以另一球蛋白结构域为特征 G3，且具有连结素样特征。

5. 诸多因素参与膝关节骨关节炎病理过程

(1) 负荷

正常情况下，关节负荷时软骨发生变形，纤维结构承受沿胶原纤维方向传导的压力，并分散到软骨下骨；卸载时，压力消失，纤维回复到原状，在此过程中，软骨细胞始终在纤维网络内受到保护。同时，关节软骨在压力作用下产生压力泵作用，使软骨细胞得到正常的营养供应。当负荷传导紊乱时，如超负荷或负荷不足，均可使软骨基质对软骨细胞的保护作用和营养供应受到影响，从而引起软骨细胞的损伤，致使软骨基质稳定性受到破坏，加重关节软骨的损害。

（2）蛋白酶

关节软骨中的蛋白酶，如中性蛋白酶和胶原酶，以及酶的抑制物在软骨细胞外基质更新中起重要作用。已确定的 4 种酶及酶抑制物是：①天冬氨酸蛋白酶及抑制因子 α_2 巨球蛋白，②半胱氨酸蛋白酶及抑制因子细胞溶酶素和 α_2 巨球蛋白，③丝氨酸蛋白酶及抑制因子 α_1 巨球蛋白，④金属蛋白酶及抑制因子金属蛋白酶组织抑制剂。这四种酶中，前二者为溶酶体酶，在酸性条件下最活跃，而后二者在生理环境下功能活跃。在整个关节软骨酶家族中，基质金属蛋白酶是基质降解的主要介质，它通常以无活性酶原形式出胞，然后在基质内被活化，它受许多因子，如细胞因子、生长因子及激素等调控，并能被特定的蛋白抑制物所抑制。酶和酶抑制物水平失调是关节炎的可能致病机制，在关节炎中的软骨内存在基质金属蛋白酶及其抑制物之间的不平衡，关节软骨破坏的严重程度与软骨降解酶的含量呈正向关。

（3）细胞因子和生长因子

细胞因子和生长因子是调节细胞生长、分化和代谢的水溶性糖蛋白。目前认为细胞因子对软骨的作用机制是通过与细胞膜表面的相关受体结合，然后信号通过转信号肽传入细胞质和细胞核，诱导蛋白酶的合成，导致细胞外基质的崩解。在关节软骨细胞外基质中已发现的细胞因子有白介素、肿瘤坏死因子和干扰素，且在软骨代谢中多以促分解效应为主。生长因子如转化生长因子、胰岛素样生长因子、生长激素及成纤维细胞生长因子等，通过自分泌或旁分泌等形式调节软骨细胞的增殖、分化及基质金属蛋白酶抑制因子基因表达，拮抗细胞因子的效应，在软骨代谢中产生促合成效应。细胞因子和生长因子之间的生理平衡影响着软骨基质内环境的稳定，两者在代谢水平上的失衡，可能为KOA 的致病因素之一。

（4）自由基

自由基是含有一个或多个未配对的电子，具有强反应活性的基团，可对氨基酸、多肽及蛋白质进行化学修饰，改变其结构和功能，并增加对蛋白水解酶的敏感性，促进其降解，使细胞膜发生脂质过氧化，甚至可产生严重的氧化应激反应，直接导致细胞以坏死或凋亡形式死亡。自由基中最常起反应的是羟基，羟基在体内几乎能与所有分子起快速反应，产生损害作用。体外实验表明，自由基可抑制关节软骨细胞 DNA、基质蛋白多糖及胶原的合成，胶原的分泌由Ⅱ型转变为Ⅰ型，促进基质中蛋白多糖和胶原的降解，同时可引起软骨细胞膜性结构严重损伤。它还可通过破坏透明质酸分子中结合多糖的化学键，使透明质酸发生解聚和降解。健康机体内自由基的产生和清除常处于动态平衡中，这一平衡被打破，势必造成机体损伤。研究发现多数关节炎患者内存在明显低氧再灌注现象，此过程中可有大量自由基形成。

（5）一氧化氮

一氧化氮分子作为一种性质活跃的小分子气体，主要是由L-精氨酸通过一氧化氮合酶催化而产生，其中含有一未配对电子，容易与氧、氧化物自由基、过渡金属离子发生反应。许多细胞本身具有或在受到炎症或免疫因素等刺激下，能活化或合成一氧化氮合酶，从而具有合成一氧化氮的能力。合成的一氧化氮具有两项重要的功能：自由进出细胞膜，迅速地扩散到附近的细胞而传递信息，是细胞－细胞间的信息传递的重要调节因子，作为第二信使和神经递质而起各种不同的功能；通过非常活跃的化学基团和其他底物反应，从而介导细胞免疫和细胞毒性作用。一氧化氮之所以有如此广泛的功能，在于它能和各种含有亚铁离子或巯基的酶、蛋白、核酸等作用，从而影响相应底物的功能。其导致细胞和组织损伤的生化机制可能是：与细胞内产生的氧自由基相互作用，形成一种超氧亚硝酸化合物，这种化合物性质稳定并可分解其他细胞，引起明显的组织损伤；抑制某些与细胞呼吸和 DNA 复制有关的关键酶活性，如影响线粒体内顺乌头酸酶和琥珀酸 -Q 还原酶，抑制细胞生物氧化产能，影响细胞生长、发育、增殖等，甚至引起细胞的死亡；引起细胞核酸亚硝酰化，破坏 DNA 双螺旋结构，使 DNA 分子断裂。研究表明，正常关节软骨细胞并不存在诱导型一氧化氮合酶，当软骨细胞受到各种病理因素刺激时，可诱导合成大量的诱导型一氧化氮合酶，并且可产生高含量的一氧化氮。已证实，关节内软骨细胞是一氧化氮产生的主要来源，它广泛介导了关节软骨代谢的调节。它可以通过抑制金属蛋白酶的活性从而减少蛋白多糖的合成，同时加快蛋白多糖和胶原等细胞外基质的降解作用。一氧化氮还可直接增强环氧化酶的活性，产生前列腺素 E2，加重关节软骨的分解效应，同时通过抑制细胞增殖，延缓软骨组织的修复。研究发现它还能通过不断加速糖原分解，使糖原衰竭，减少细胞能量的合成，降低细胞周围的 pH，影响内环境的稳定，造成细胞外基质蛋白多糖和胶原酶的稳定性受到破坏。体外实验表明，一氧化氮还可直接引起软骨细胞以凋亡方式而死亡。上述研究表明一氧化氮已成为影响关节软骨代谢的重要介质，是 KOA 形成过程中又一可能的重要致病因素。

(6) 细胞凋亡

细胞凋亡又称细胞的程序化死亡，是一种由基因控制的，主动地去除体内非需要或已损伤细胞的死亡过程，与生长、发育及内环境的稳态密切相关。软骨细胞是成熟软骨组织内的唯一的细胞类型，其在软骨损伤及重塑过程中起到维持内环境稳态平衡的作用。在正常生理状况下，关节软骨作为一有机整体，处于细胞增殖与死亡的动态平衡中，从而维持其正常功能状态。随年龄增加及在各种病理因素作用下，软骨细胞凋亡的增加，导致关节软骨细胞总数大量减少，破坏其动态平衡。同时滑膜内衬细胞凋亡的异常可减少关节软骨营养的供给，其作用可能是引起关节软骨进行性丢失而导致 KOA 的重要机制。而软骨细胞的凋亡在 KOA 的进程中又有其独特性，一方面，当软骨细胞发生凋亡时，产生的凋亡小体无法被巨噬细胞清除，因而滞留在关节软骨内影响正常的生理功能，只有当软骨基质发生降解时，凋亡小体才能释放到关节间隙被清除；另一方面，当关节软骨细胞过度凋亡时，细胞外基质合成不断减少，并逐渐形成恶性循环，导致 KOA 患者的关节软骨不可逆的损伤。

（7）滑膜炎症

关节滑膜的炎症反应在软骨变性的启动与加速过程中发挥关键作用，炎症反应过程中所形成的微环境打破关节内细胞因子网络的平衡，从而对关节软骨产生多重破坏效应。在 KOA 患者的滑膜中可以检测到以 T 细胞为主的淋巴细胞浸润，促炎因子的分泌量相对于抗炎因子明显增加，进而促进下游的炎性趋化因子的表达增加，从而吸引更多活化的淋巴细胞到达炎症反应的部位，引起炎症反应的正反馈效应；此外还可以促进导致关节软骨分解的蛋白水解酶的合成和释放，包括金属蛋白酶家族和解整链蛋白金属蛋白酶家族，导致细胞外基质关键分子（如胶原蛋白、蛋白聚糖及软骨寡聚基质蛋白等）的降解，最终导致关节软骨的退变。

（8）软骨下骨重塑

目前已有相关研究证实，在 KOA 的疾病早期，软骨下骨就已经出现骨吸收现象，造成骨微结构的改变和软骨下骨小梁的骨折，进而导致生物力学功能的改变导致关节软骨的损害。破骨细胞作为最主要具有骨吸收功能的细胞，主要由核因子 κB 受体活化因子配体和巨噬细胞集落刺激因子调节，在 KOA 骨破坏过程中发挥着决定性的作用。在 KOA 患者的炎性关节微环境中，激活的 $CD4^+T$ 细胞可以上调体内核因子 κB 受体活化因子配体和巨噬细胞集落刺激因子的表达，从而促进破骨细胞数量增加，最终导致 KOA 患者出现严重的骨破坏。此外，成骨细胞产生的骨保护素可以通过竞争核因子 κB 受体活化因子配体的结合阻止其促进破骨细胞分化的作用，进而减轻关节软骨的退变。因此，调节体内的核因子 κB 受体活化因子配体与骨保护素间的平衡，避免 KOA 患者早期的软骨下骨重塑，成为疾病治疗的一个重要策略。

（9）免疫反应

软骨抗原的免疫反应在炎性关节病发病机制中起着关键作用，特别是内源性关节软骨成分提供丰富的抗原决定簇。软骨成分接触免疫系统可能因此而诱导自身免疫性炎症，激发产生炎性细胞因子、化学因子、一氧化氮、前列腺素和破坏性酶。而这些因子和酶降解软骨基质，并且再次使软骨抗原暴露于免疫系统，因而导致关节炎中软骨的自身免疫反应。结果，这些自身免疫反应引起进一步的软骨破坏和更多的抗原释放，导致慢性炎症，破坏软骨结构。许多研究已经认识到，在关节软骨的成分中有抗原决定簇。研究表明，蛋白多糖的主要抗原决定簇位于分子的中心核蛋白上，或在连接蛋白区。现已表明，纤维连接素片段通过促进软骨细胞产生促分解代谢细胞因子和蛋白酶的产生而在关节炎关节软骨操作中起作用。因此，纤维连接素片段可能在软骨降解的免疫中起重要作用。然而，没有证据显示，纤维连接素作为直接的关节病原性自身抗原起作用。软骨细胞在决定软骨组织免疫原性中也是非常重要的。有证据显示，软骨细胞上带有特异的表面抗原，它被细胞外基质保护免受宿主免疫系统的监测。在关节软骨经受慢性退化如 KOA 时，由周围基质提供的"免疫屏障"可能会丧失，并且软骨细胞表面抗原可激发自身免疫反应。实际上，在 KOA 患者中存在对软骨细胞膜片段的免疫应答。许多研究表明，主要组织相容抗原复合物分子和 T 细胞共刺激因子，如 CD80 和 CD86，在人软骨细胞有表达，表明软骨细胞有抗原呈递功能。软骨血供很差，软骨细胞被埋藏于基质中，因而远离免疫系统的监视，当软骨表面由于某种原因（如创伤或感染等）发生炎症时，软骨基质被降解后，软骨各成分即暴露在免疫系统面前，从而引起抗自身软骨成分的自身免疫反应。免疫反应在局部产生破坏性的细胞因子，进一步引起软骨破坏，使更多的软骨抗原释放，从而引起更强的免疫反应。这种正反馈性、自我放大的过程可能是慢性关节炎产生、发展和持续存在的机制。

（10）其他因素

年龄、性别、遗传等因素均可不同程度地影响关节软骨的代谢。通常来说，中青年体重超重的人，在老年后发生关节炎的概率明显升高。此外，女性软骨细胞的雌激素受体较多，雌激素可通过抑制软骨细胞 DNA 合成，促进前列腺素 2 产生，起抑制软骨细胞代谢的作用。研究发现，骨关节炎的发生与染色体上控制胶原表达的基因突变存在明显的相关性。

6. 膝关节骨关节炎发病机制有环境影响等多种假说

目前对于 KOA 发病机制的基础研究较多，但至今尚无完整的认识，而对于其发病机制大致存在以下几种假说：

（1）环境影响性 KOA

认为关节超负荷（绝对或相对的超负荷）及负荷不足超过生理性范围，滑液成分或性质的改变，软骨下骨的微小骨折及血管形成等，它们单一或共同作用并导致细胞外基质分解，软骨细胞损伤，以及关节软骨退变，这是基于软骨外因素影响对 KOA 发病机制的假说性解释。

（2）基质破坏性 KOA

认为软骨基质内的稳态平衡被破坏，蛋白酶与其抑制剂，以及细胞因子与生长因子之间的比例失调，产生一系列酶促反应，直接导致细胞外基质进行性破坏。

（3）凋亡失控性 KOA

认为软骨细胞发生病理性凋亡，引起关节软骨细胞数量大量减少，进而影响细胞外基质的合成，导致关节软骨进行性萎缩退变。

（4）免疫诱导性 KOA

多种原因可导致软骨抗原决定簇与免疫系统接触，从而诱导自身免疫性炎症，激发产生一些细胞因子和蛋白酶，促进软骨基质降解，再次使更多的软骨抗原释放，导致慢性炎症，破坏软骨结构。

以上几种假说相互并不排斥，可能互为因果，随着对 KOA 的研究不断深入，其具体发病机制将逐渐阐明。

参考文献

1. Loeser R F, Goldring S R, Scanzello C R, et al.Osteoarthritis: a disease of the joint as an organ. Arthritis Rheum, 2012, 1697-1707.

2. Thysen S, Luyten F P, Lories R J.Targets, models and challenges in osteoarthritis research.Dis Model Mech, 2015, 17-30.

3. Eckstein F, Le Graverand M P. Plain radiography or magnetic resonance imaging（MRI）：Which is better in assessing outcome in clinical trials of disease-modifying osteoarthritis drugs? Summary of a debate held at the World Congress of Osteoarthritis 2014.Semin Arthritis Rheum, 2015, 45：251-256.

4. Musumeci G, Castrogiovanni P, Trovato F M, et al. Biomarkers of

Chondrocyte Apoptosis and Autophagy in Osteoarthritis.Int J Mol Sci, 2015, 16：20 560-20 575.

5. Maldonado M, Nam J.The role of changes in extracellular matrix of cartilage in the presence of inflammation on the pathology of osteoarthritis.Biomed Res Int, 2013, 2013：284 873.

6. Sakata R, Iwakura T, Reddi A H.Regeneration of Articular Cartilage Surface: Morphogens, Cells, and Extracellular Matrix Scaffolds.Tissue Eng Part B Rev, 2015, 21 (5)：461-473.

7. Dubail J, Apte S S.Insights on ADAMTS proteases and ADAMTS-like proteins from mammalian genetics.Matrix Biol, 2015, 24-37.

8. Liu-Bryan R.Inflammation and intracellular metabolism:new targets in OA.Osteoarthritis Cartilage, 2015, 23：1835-1842.

9. Ahsan H.3-Nitrotyrosine: A biomarker of nitrogen free radical species modified proteins in systemic autoimmunogenic conditions.Hum Immunol, 2013, 74：1392-1399.

10. Lotz M K, Caramés B.Autophagy and cartilage homeostasis mechanisms in joint health, aging and OA.Nat Rev Rheumatol, 2011, 7：579-587.

11. Perrot S .Osteoarthritis pain.Best Pract Res Clin Rheumatol, 2015, 29：90-97.

12. Thomas C M, Fuller C J, Whittles C E.Chondrocyte death by apoptosis is associated with the initiation and severity of articular cartilage degradation. Osteoarthritis Cartilage, 2007, 15：27-34.

13. Atukorala I，Kwoh C K，Guermazi A，et al.Synovitis in knee osteoarthritis: a precursor of disease? Ann Rheum Dis，2016，75：390-395.

14. de Lange-Brokaar B J，Ioan-Facsinay A，van Osch G J，et al.Synovial inflammation，immune cells and their cytokines in osteoarthritis: a review.Osteoarthritis Cartilage，2012，20（12）：1484-1499.

15. Suri S，Walsh D A.Osteochondral alterations in osteoarthritis. Bone，2012，51（2）：204-211.

16. Siebelt M，Waarsing J H，Groen H C，et al. Inhibited osteoclastic bone resorption through alendronate treatment in rats reduces severe osteoarthritis progression. Bone，2014，163-170.

17. Bellido M，Lugo L，Roman-Blas J A，et al. Subchondral bone microstructural damage by increased remodelling aggravates experimental osteoarthritis preceded by osteoporosis. Arthritis Res Ther，2010，12（4）：R152.

18. Li G，Yin J，Gao J，et al. Subchondral bone in osteoarthritis: insight into risk factors and microstructural changes. Arthritis Res Ther，2013，15（6）：223.

19. Fibel K H，Hillstrom H J，Halpern B C. State-of-the-Art management of knee osteoarthritis.World J Clin Cases，2015，3（2）：89-101.

袁　峰　整理

膝关节相关力线研究进展

长久以来，膝关节骨关节炎的发生与进展一直被认为与局部机械因素有一定的关系。在机械因素中，力线不正是其中重要的一类。关于力线的确定标准、以力线成角明确畸形程度的方式、力线不正与骨关节炎发生及进展的关系，不同学者提出了不同的观点。

7. 关于膝关节不同力线的确定，学界尚无统一标准

（1）内外翻力线的确定标准

膝关节冠状面畸形主要是内翻与外翻。目前常用的相关力线包括股骨与胫骨的解剖轴和机械轴，以及下肢的机械轴；相关的角度主要包括髋膝踝角、膝外翻角、股胫角、胫骨平台内翻角、FT 角、胫骨近端内侧角、股骨解剖－机械角、股骨远端外侧机械角等。对于上述轴线或角度，学界有不同的确定标准，现将其罗列如下：

①股骨机械轴

股骨机械轴的定义为股骨头中心与膝关节中心的连线。

膝关节的中心较难确定，尚无统一标准，目前常用的确定标准有如下 5 种：a. 软骨间隙水平软组织中心；b. 胫骨平台中点；c. 股骨髁间窝最高点水平的股骨内外侧髁连线中点；d. 胫骨髁间嵴中心；e. 股骨髁间窝中心。这 5 个点往往距离不远，故在实际应用中可选取 5 个点的中心位置。

另外，对于上述股骨髁间窝中心，Cooke 等采取的确定方式是交叉韧带之间的所谓"髁间点"。

②胫骨机械轴

胫骨机械轴的定义为膝关节中心与踝关节中心的连线。

踝关节中心的确定方式主要有如下 3 种：a. 软骨间隙近端水平软组织中心；b. 软骨间隙近端外踝表面中心；c. 距骨关节面中心。同样的，三者的位置极为接近，在实际应用中可选择 3 个点的中心位置，或直接选取距骨关节面中点。

将股骨头中心与踝关节中心连线，即得下肢机械轴。正常情况下，股骨机械轴、胫骨机械轴与下肢机械轴应位于同一直线。

③股骨解剖轴

由于股骨形状的特殊性，股骨的解剖轴多被定义为股骨干中心与膝关节中心的连线，因此首先需要定义一个概念，即股骨干中心。该标志的确定有两种主流方式：

股骨干中心Ⅰ，在股骨全长（即股骨头上表面至内侧髁远端）

中点水平确定的股骨干内外宽度的中心。经股骨干中心Ⅰ与膝关节中心的连线即为股骨解剖轴Ⅰ。此线在干骺端水平并不位于股骨正中心，而是往往位于该处股骨偏外侧处。

股骨干中心Ⅱ，位于膝关节表面以上10cm处水平，此处股骨的内外表面之间。经股骨干中心Ⅱ与膝关节中心的连线即为股骨解剖轴Ⅱ。由于此线与股骨干中心贴合更为一致，故更加适于作为股骨解剖轴。亦有文献将"股骨远端骨干中线"作为股骨的解剖轴，但这一定义较为模糊，且从效果上看与股骨解剖轴Ⅱ并无本质差别。

在实际工作中，我们观察到，拍摄下肢正位片（无论是普通膝关节正位还是双下肢全长片）时下肢有内外旋转的现象，股骨干的影像将会有明显的弧度。Jiang与Insall等发现，无论股骨位置如何变动，股骨的机械轴与解剖轴之间始终有5°～6°的夹角。

④胫骨解剖轴

通常情况下胫骨解剖轴与机械轴重合，但Ryuji等发现，在内侧骨关节炎患者中，胫骨近端骨干中线与胫骨机械轴存在2°左右的偏差，故考虑仍应以胫骨干中线为解剖轴较为适宜。而胫骨干中线的选择，宜采用的方式为：在膝关节负重正位像上，距膝关节线5cm处及10cm处，各绘制一圆形，使其恰与胫骨内外侧表面相切，两圆的圆心连线即为胫骨解剖轴，此方式同样可用于确定股骨解剖轴，且这一方式较传统方式（即胫骨髁间嵴中点至胫骨平台下 10cm 处的内外侧表面中点的连线）更为准确。

⑤髋膝踝角

即为股骨机械轴与胫骨机械轴夹角，如上述，正常情况下应大致为 0°。但鉴于膝关节中心的 5 种确定方式分别有选取股骨及胫骨解剖标志的情况，Cooke 等建议分别采用股骨及胫骨各自的解剖标志来确定其机械轴，进而确定髋膝踝角。

⑥膝外翻角与股胫角

膝外翻角确定有如下标准：

生理外翻角，以股骨解剖轴与股骨机械轴的夹角作为膝外翻角，某些学者称之为"股骨解剖 – 机械角"。这种标准又因上述两种股骨解剖轴的确定方式而分别命名为生理外翻角Ⅰ与生理外翻角Ⅱ。

膝外翻角，股骨解剖轴延长线与胫骨解剖轴在远端内侧的夹角，此方式获得的角度被某些学者称为"胫骨 – 股骨冠状角"。

类似的，股骨与胫骨解剖轴在外侧的成角即为股胫角，显然该角度与上述第二种方式确定的膝外翻角互补。

⑦胫骨角

为胫骨解剖轴与膝关节线的外侧成角。故此角度的确定方式为，先以前述方式确定胫骨解剖轴，并以胫骨平台切线确定膝关节线，二者在外侧的夹角即为胫骨角。Cooke 也曾采用二者的内侧成角来描述（国内有文献译为"胫骨平台内翻角"），两角显然互为补角。

⑧股骨角

为股骨解剖轴与远端股骨髁公切线的外侧成角。Cooke 也曾采用二者的内侧成角来描述股骨髁远端的内翻或外翻情况（国内有文献译为"股骨髁外翻角"），与上述胫骨平台相关角度类似，两角显然互为补角。

⑨ FT 角

即股骨内外侧髁远端切线的垂线与胫骨机械轴之间的夹角，该角度近似等于股骨后髁连线与通髁线之间的夹角。

（2）股骨旋转力线的确定标准

股骨及胫骨的旋转力线在临床工作中的应用主要是确定股骨及胫骨假体的位置，以期获得更佳的预后。目前用于评价股骨旋转的力线主要有外科上髁轴、临床上髁轴、股骨后髁连线、Whiteside 线（即股骨前后轴线）等。而相关的主要角度则包括后髁旋转角、后髁角。相较于内外翻的确定标准，界内对上述轴线的确定标准较为一致，罗列如下：

①外科上髁轴与临床上髁轴

一般认为，外科上髁轴是正常膝关节屈伸活动的旋转轴线，其确定方式为：在 CT 等影像学检查中取水平面图像，连接外上髁最高点与内上髁凹陷即为外科上髁轴；而连接外上髁最高点与内上髁最高点即为临床上髁轴。

然而在实际应用中，确定内侧髁凹陷较为困难，尤其对于骨关节炎较为严重的患者，即便进行了 CT 扫描，也仍有多数患者不能明确该点的位置，在这种情况下，外科上髁轴的测量会受到较大的影响。但外科上髁轴与临床上髁轴的夹角与病变严重程度未见明确相关性，故可采用临床上髁轴进行替代性估计。

②股骨后髁连线

即股骨内外侧髁后方最突出点的连线，即后髁表面的公切线。

目前临床上多采用此力线外旋3°的方式来确定股骨假体旋转力线，但教条地采用此方式确定股骨假体位置已经开始受到越来越多的质疑。也正因为如此，越来越多新的股骨旋转力线标准得以被更多学者提出。

③ Whiteside 线（即股骨前后轴线）

Whiteside 线又称股骨髁间前后轴，其确定方式为股骨远端的滑车最低点至后方髁间窝中点的连线。通常认为该轴线受病变影响较小，较为稳定，可作为膝关节置换术中可靠的参考轴线。

④后髁旋转角

即后髁连线与临床上髁轴的夹角。该角度应用较少。

⑤后髁角

即后髁连线与外科上髁轴的夹角。该角度在膝关节发生内翻或外翻畸形时会与正常膝关节产生显著变化。在骨关节炎患者中，后髁角与股骨髁外翻角、胫骨平台内翻角之间呈正相关，与股胫角未见明确相关性。

（3）胫骨旋转力线的确定标准

相对于股骨旋转力线而言，胫骨旋转力线的相关研究相对偏少。在临床实践中，我们目前常用的胫骨前后轴线仍以后交叉韧带中点与胫骨结节中内 1/3 点的连线作为标准（我们不妨称之为"经典前后轴"），而对于胫骨平台横轴的确定则并无统一标准。近年来提出的 Akagi 线逐渐成为胫骨前后轴的新标准，但用于临床实践的实际效果尚待检验。

目前用于评价胫骨旋转的力线主要有经典前后轴、Akagi 线、胫骨平台最大横轴，且较少出现对相关角度的研究。

①经典前后轴

即后交叉韧带中点与胫骨结节中内 1/3 点的连线。窦勇等提出，根据膝关节置换术中常见情况，考虑采用胫骨平台截骨平面上的几何中心（即最大横轴与前后轴的交点）取代后交叉韧带中点更为合适。

这一轴线目前应用仍较广泛，但可能会导致胫骨假体的轻度外旋。

② Akagi 线

Akagi 等将胫骨前后轴定义为经后交叉韧带的中点且与股骨上髁轴垂直的轴线，即该线是由股骨和胫骨共同确定的，这种方式显然不适合作为研究胫骨时确定该线的标准。Akagi 采用的确定方式为：将后交叉韧带的中点投影到髌韧带止点平面，连接该投影点与此截面髌韧带的内侧缘所得到的轴线。

以这种方式确定的 Akagi 线，虽然在平均水平上仍能保持大体一致，但相对于胫骨前后轴有轻度的内旋，且内旋程度随膝关节内翻或外翻的角度有所变化，在外翻畸形中更加明显。

无论是 Akagi 线还是经典前后轴，其确定均需要依赖于后交叉韧带，但在膝关节 CT 等检查中，后交叉韧带的显像可能较为困难。

③胫骨平台最大横轴与胫骨后髁连线

胫骨的横轴确定较为困难，相关资料较少。窦勇采用的思路为选取截骨平面的最大横轴，具体方法为：在该平面绘制两个圆形，分别尽可能与胫骨内外侧骨皮质重合，连接两圆的圆心即得胫骨平台最大横轴。

8. 股骨旋转力线会随着膝内翻的加重而呈现前后轴内旋的趋势，胫骨侧亦有类似发现

关于膝关节骨关节炎本身与股骨、胫骨旋转力线的讨论很少。相关研究主要集中于骨关节炎伴内外翻畸形时，内外翻力线与旋转力线之间的关系，且这种研究主要着眼于股骨一侧，对于胫骨旋转力线与内外翻力线之间的联系，尚未见到足够确切的报道。

（1）关于股骨的旋转解剖标志

Griffin 的研究曾对接受膝关节置换术的膝关节骨关节炎患者在术前膝关节负重正位 X 线片测量膝外翻角，并根据该角度将

患者分为外翻、内翻与中立组，同时在术中测量这些患者相应的股骨后髁角，研究二者关系后得出结论，认为外翻组患者的后髁角明显＞内翻组（$P < 0.01$）与中立组（$P < 0.05$），而在内翻组与中立组相比没有明显差异。但该研究中分组标准为膝外翻角＞7°为外翻、＜0°为内翻，因此我们有理由怀疑该分组标准中所谓的中立组包括了部分实际上的内翻病例，故该结论关于"内翻组与中立组无显著差异"的结论尚待探讨。Winemaker 的研究也认为对于内翻或外翻患者的膝关节置换术，术中股骨假体相对于股骨后髁连线的旋转角度存在明显差异，外翻组该角度更大。Poilvache 的研究则表明，在膝关节外翻畸形患者中，股骨的前后轴线会发生额外的外旋，反之，在内翻畸形患者中则会发生额外的内旋。

作为补充，Akagi 发现股骨后髁角与股胫角之间并非明确的线性关系。邵宏翊认为股骨后髁连线在外翻畸形患者中会发现变化而导致其参考价值降低，但前后轴与临床通髁线不受内外翻的影响。

上述研究表明，膝关节的内外翻畸形与股骨冠状面力线异常有一定相关性，若以上髁轴为标准，则随着外翻程度减轻、内翻程度加重，后髁连线与股骨前后轴均有内旋趋势。

（2）关于胫骨的旋转解剖标志

相关研究较少。窦勇等发现，若以 Akagi 轴为基准，则在骨关节炎患者中，胫骨后髁连线及最大横轴在内翻组及正常组轻度内旋，而外翻组则较外旋。孙铁铮等发现膝关节骨关节炎患者存在胫骨扭转的异常外旋，其中合并内翻畸形的膝关节胫骨外向扭转角度要＜外翻畸形胫骨外向扭转角度。Guenther曾通过尸体标本研究报道，股骨远端外侧机械角（为股骨机械轴与股骨内外侧髁远端公切线的外侧夹角）越大，胫骨扭转角（即胫骨近端长轴与远端长轴的内侧夹角）越大。

（3）结论

上述研究表明，股骨旋转力线会随着膝关节内外翻而发生变化，随着外翻程度减轻、内翻程度加重，股骨后髁角有减小趋势，而前后轴则有自外旋转向内旋的趋势。胫骨相关研究虽然较少，但总体结论大体一致，即胫骨近端、胫骨平台水平的胫骨组织，可随着膝关节外翻程度的减轻（或内翻程度加重），而发生向内旋转的趋势，但这些研究并未报道胫骨平台的形状是否也会随之发生变化。

9. 我们发现，随着膝关节内翻加重，胫骨前后轴线会逐渐外旋，且与年龄、性别无关

在临床实践中，北京大学人民医院关振鹏团队发现了如下现象：在全膝关节置换术中，若以胫骨结节确定的胫骨平台前后轴线为标准指导胫骨平台假体的安放，在一般情况下可以获得较为满意的假体覆盖。但在某些严重内翻的病例中，胫骨结节的位置似有外偏趋势，如此确定的胫骨平台前后轴线会发现外旋，以此

标准安放假体则会导致假体覆盖不良。据此我们设想:"是否内翻越严重的膝关节,其胫骨平台的前后轴线越外旋?"

根据上述假设,我们通过复习文献发现,如前所述,有关膝关节冠状面力线(即内外翻)与骨关节炎之间的关系已有较多探讨,而股骨侧旋转力线与冠状面力线的关系,也有部分研究。但关于胫骨旋转力线与冠状面力线之间的关系,我们并未能查阅到相关的报道。

为此北京大学人民医院关振鹏团队设计了一项研究,以期证实上述假设是否成立。

研究选取了 2005 年 08 月至 2015 年 08 月间在北京大学人民医院接受膝关节正位 X 线片及膝关节 CT 扫描检查的受检者,排除了合并其他原因导致膝关节力线异常者,共纳入 85 例,共 121 膝,平均年龄 (65.48±9.19) 岁 (49 ~ 85 岁)。其中男性受检者 24 例,32 膝,平均年龄 (65.45±11.22) 岁 (49 ~ 85 岁);女性受检者 61 例,89 膝,平均年龄 (65.49±8.36) 岁 (51 ~ 84 岁)。

我们首先以前文所述的方法确定股骨和胫骨的解剖轴,继而以二者在外侧的夹角为股胫角 (femorotibial angle,FTa),并以股胫角为标准判断受检膝关节的内翻或外翻情况。

继而,我们通过受检者的膝关节 CT 检查,来确定胫骨的旋转力线。经过对图像的校正及处理后,我们选取了胫骨近端第一个完整地显露出全部骨皮质的层面,在此层面绘制相关前文所述旋转力线并测量其成角：将胫骨最大长轴与经典前后轴在前内象限的夹角定义为"经典角"，将胫骨最大长轴与 Akagi 轴线在前内象限的夹角定义为"Akagi 角"，将经典前后轴与 Akagi 轴的夹角定义为"差值角"（经典前后轴相对于 Akagi 轴线位于外旋位记为正值，反之记为负值），分别测定上述角度的大小并记录。

统计结果时，受检者被分为内翻组、中立组、外翻组，共计三组，分组标准参考 2011 年的新版 KSS 评分系统（knee society knee scoring system），将股胫角＜ 170°作为外翻组，股胫角＞ 178°作为内翻组，170°≤股胫角≤ 178°作为中立组。

根据年龄，以 5 为组距，将受检者分为如下年龄组：＜ 55 组；55 ～ 59 组；60 ～ 64 组；65 ～ 69 组；70 ～ 74 组；75 ～ 79 组；≥ 80 组。

通过进行 Pearson 相关性分析我们发现，无论是以经典前后轴还是以 Akagi 轴线作为胫骨前后轴线标准，所得的结论均为："前后轴－横轴"夹角与股胫角为正相关的关系，在相关性强弱方面 Akagi 轴线 Pearson 系数稍大，故在此方面稍强于经典前后轴。而差值角与股胫角之间存在微弱的负相关关系，差异有统计学意义，即股胫角越大，经典前后轴与 Akagi 轴越接近。

如果将年龄作为动态数据进行相关性分析，则无论是与股胫角之间还是与经典角、Akagi 角之间，所得结果均无统计学意义，可认为年龄与上述角度之间未发现相关性。

通过对内翻、中立、外翻三组数据进行方差分析，我们同样发现：外翻、中立、内翻三组的经典角与 Akagi 角均存在差异，整体趋势为外翻组＜中立组＜内翻组，该差异有统计学意义。

故而我们由本研究得出结论：

（1）胫骨前后轴线与胫骨平台最大长轴的前内侧夹角，在外翻、中立及内翻的膝关节中，存在显著差异。该角度与股胫角的大小有弱的正相关性，即随着膝关节由外翻至中立、内翻，胫骨前后轴线会发生逐渐向外旋转的趋势，就整体趋势而言，内翻越严重的膝关节，胫骨前后轴线外旋越明显。

（2）在胫骨的经典前后轴线与 Akagi 轴线的关系方面，整体趋势是经典前后轴线较 Akagi 轴线的位置更加外旋，这一趋势在外翻的膝关节中更加明显，但随着股胫角的增大，二者之间的差距会逐渐缩小，在内翻膝关节中二者的差距明显＜在外翻膝关节中的差距。

（3）上述各角度与年龄、性别均未见明确显著相关性。

在后续研究中，我们尚可对于股骨旋转解剖标志与冠状面力线之间的关系进行进一步研究，并根据这些研究的结论对股骨及胫骨旋转解剖标志异常，与膝关节冠状面力线异常之间的因果关系进行更深入的探讨。

就年龄而言，无论是将其作为动态数据进行相关分析，还是作为分组依据进行方差分析，所得结论均无统计学意义。性别分组之间的各角度差异亦无统计学意义。这提示着"前后轴－横轴"夹角并未随年龄增长或性别差异而发生变化，说明该标准较为稳定，结合上述分析，可以用于指导骨关节炎的预测。

综上所述，膝关节的内外翻力线、股骨或胫骨的旋转力线与膝关节骨关节炎的发病、进展之间，存在着明确的相关关系。因此，对于膝关节力线的研究可能是指导未来保膝治疗手段的关键所在。但是，膝关节的诸力线与膝关节骨关节炎之间相互影响的具体机制和方式，还需要进一步的研究才能明确。

参考文献

1. 陶坤，吴海山，储小兵，等 . 国人胫骨平台内翻角的测量及其临床意义 . 中国矫形外科杂志，2006，06：434-436+42.

2. Moreland J R，Bassett L W，Hanker G J.Radiographic analysis of the axial alignment of the lower extremity. J Bone Joint Surg Am，1987，69（5）：745-749.

3. Song M H，Yoo S H，Kang S W，et al. Coronal alignment of the lower limb and the incidence of constitutional varus knee in korean females. Knee Surg Relat Res，2015，27（1）：49-55.

4. Yoshioka Y，Siu D，Cooke T D.The anatomy and functional axes of the femur. J Bone Joint Surg Am，1987，69（6）：873-880.

5. Nagamine R，Miura H，Bravo C V，et al. Anatomic variations should be considered in total knee arthroplasty.J Orthop Sci，2000，5（3）：232-237.

6. Jiang C C，Insall J N.Effect of rotation on the axial alignment of the femur. Pitfalls in the use of femoral intramedullary guides in total knee arthroplasty.Clin Orthop Relat Res，1989，248：50-56.

7. Veljkovic A，Norton A，Salat P，et al.Lateral talar station: a clinically reproducible measure of sagittal talar position.Foot Ankle Int，2013，34（12）：1669-1676.

8. Zampogna B，Vasta S，Amendola A，et al. Assessing Lower Limb Alignment: Comparison of Standard Knee Xray vs Long Leg View. Iowa Orthop J，2015，35：49-54.

9. Cooke T D，Sled E A，Scudamore R A.Frontal plane knee alignment: a call for standardized measurement.J Rheumatol，2007，34（9）：1796-1801.

10. Denham R A，Bishop R E.Mechanics of the knee and problems in reconstructive surgery.J Bone Joint Surg Br，1978，60-B（3）：345-352.

11. Cooke T D，Pichora D，Siu D，et al.Surgical implications of varus deformity of the knee with obliquity of joint surfaces.J Bone Joint Surg Br，1989，71（4）560-565.

12. 陈坚锋，冯宗权，王全兵，等.骨关节炎患者股骨后髁角与股骨髁外翻角、胫骨平台内翻角、股胫角的相关关系.中国矫形外科杂志，2010，5：416-420.

13. 邵宏翊，杨德金，郭盛杰，等.膝关节骨性关节炎患者股骨旋转力线的研究.中国矫形外科杂志，2014，19：1756-1761.

14. Asano T，Akagi M，Nakamura T.The functional flexion-extension axis of the knee corresponds to the surgical epicondylar axis: in vivo analysis using a biplanar image-matching technique.J Arthroplasty，2005，20（8）：1060-1067.

15. Churchill D L，Incavo S J，Johnson C C，et al.The transepicondylar axis approximates the optimal flexion axis of the knee.Clin Orthop Relat Res，1998，356：

111-118.

16. Berger R A，Rubash H E，Seel M J，et al.Determining the rotational alignment of the femoral component in total knee arthroplasty using the epicondylar axis.Clin Orthop Relat Res，1993，286：40-47.

17. Yoshino N，Takai S，Ohtsuki Y，et al. Computed tomography measurement of the surgical and clinical transepicondylar axis of the distal femur in osteoarthritic knees.J Arthroplasty，2001，16（4）：493-497.

18. 陈识，关振鹏，张绍龙，等.股骨后髁角与股骨假体旋转对线在人工全膝关节置换术中的应用.中华放射学杂志，2013，47（5）：470-471.

19. Pagnano M W，Hanssen A D.Varus tibial joint line obliquity: a potential cause of femoral component malrotation.Clin Orthop Relat Res，2001，392：68-74.

20. Whiteside L A，Arima J. The anteroposterior axis for femoral rotational alignment in valgus total knee arthroplasty. Clin Orthop Relat Res，1995，321：168-172.

21. Arima J，Whiteside L A，McCarthy D S，et al. Femoral rotational alignment, based on the anteroposterior axis，in total knee arthroplasty in a valgus knee. A technical note. J Bone Joint Surg Am，1995，77（9）：1331-1334.

22. 窦勇，周一新，柳剑，等.基于 Akagi 轴线对膝骨关节炎患者胫骨旋转参考轴线的相关研究.中国矫形外科杂志，2015，2：97-101.

23. Akagi M，Oh M，Nonaka T，et al. An anteroposterior axis of the tibia for total knee arthroplasty. Clin Orthop Relat Res，2004，420：213-219.

24. Akagi M，Mori S，Nishimura S，et al. Variability of extraarticular tibial rotation

references for total knee arthroplasty. Clin Orthop Relat Res，2005，436：172-176.

25. Kawahara S，Matsuda S，Okazaki K，et al. Relationship between the tibial anteroposterior axis and the surgical epicondylar axis in varus and valgus knees. Knee Surg Sports Traumatol Arthrosc，2012，20（10）：2077-2081.

26. Lützner J，Krummenauer F，Günther K P，et al. Rotational alignment of the tibial component in total knee arthroplasty is better at the medial third of tibial tuberosity than at the medial border.BMC Musculoskelet Disord，2010，11：57.

27. Griffin F M，Insall J N，Scuderi G R.The posterior condylar angle in osteoarthritic knees.J Arthroplasty，1998，13（7）：812-815.

28. Poilvache P L，Insall J N，Scuderi G R，et al. Rotational landmarks and sizing of the distal femur in total knee arthroplasty. Clin Orthop Relat Res，1996，331：35-46.

29. Winemaker M J. Perfect balance in total knee arthroplasty: the elusive compromise. J Arthroplasty，2002，17（1）：2-10.

30. Akagi M，Yamashita E，Nakagawa T，et al. Relationship between frontal knee alignment and reference axes in the distal femur. Clin Orthop Relat Res，2001，388：147-156.

31. 孙铁铮，吕厚山，吴舰，等 . 膝关节骨关节炎患者胫骨前后轴的测量与临床意义 . 中国骨质疏松杂志，2007，3：189-192+174.

32. Maderbacher G，Baier C，Springorum H R，et al. Lower Limb Anatomy and Alignment Affect Natural Tibiofemoral Knee Kinematics: A Cadaveric Investigation. J Arthroplasty，2016，31（9）：2038-2042.

张克石　整理

膝关节骨关节炎的诊断技术现状

10. 膝关节骨关节炎的主要临床表现为关节疼痛、压痛及活动障碍等

膝关节骨关节炎是一种膝关节的退行性疾病，为多种致病因素引起的关节软骨纤维化、皲裂、溃疡、脱失，关节软骨及软骨下骨边缘骨赘形成而导致的关节疾病。KOA 的病变主要靶器官是软骨，而对软骨的早期病变缺乏特异性和敏感性的诊察方法。因此中、晚期 KOA 的诊断主要依据病史、症状、体征等临床表现，结合影像学检查及实验室检查等做出综合判断。

KOA 发病缓慢，起病隐匿，出现临床症状后往往进行性加重。一侧膝关节因疼痛而避免负重后，易导致另一侧膝关节负荷增大，病情进展迅速。随着病情加重，病变部位可累计整个膝关节，包括关节软骨、半月板、软骨下骨、滑膜、周围肌肉等。

症状和体征

关节疼痛及压痛

几乎所有患者都有膝部疼痛，疼痛的程度一般为轻度和中度，少数为重度，偶见剧痛或不痛。疼痛的特点为：始动痛、负重痛、主动活动痛及休息痛。疼痛多位于髌股之间或髌骨周围、膝关节内侧。病程初期多为轻度或中度间断性隐痛，休息时好转，活动后加重，疼痛常与受凉或阴雨天气有关。病程晚期可出现持续性疼痛或夜间痛。关节局部有压痛，在伴有关节肿胀时尤为明显。

关节僵硬

在早晨起床时关节僵硬及发紧感，称之晨僵，活动后可缓解。关节僵硬在气压降低或空气湿度增加时加重，持续时间一般较短，常为几分钟至十几分钟，KOA 的患者关节僵硬很少超过30 分钟。

关节肿大

由于关节积液、软组织变性增生（如滑膜增厚、脂肪垫增大），KOA 患者可出现关节肿大。部分膝关节因骨赘形成也会造成关节肿大。

骨摩擦音（感）

由于关节软骨破坏、关节面不平，膝关节活动时常出现骨摩擦音（感），多可在查体时发现，提示关节软骨损伤、关节表面不平、骨表面裸露。

关节无力与肌肉萎缩

关节疼痛、活动度下降、肌肉萎缩、软组织挛缩可引起膝关节无力、关节活动协调性改变，如打软腿、滑落感、跪倒感等。患者运动能力减弱，主诉如膝关节行动不稳、活动范围减少及生活和工作能力下降。

关节活动受限与屈曲挛缩

膝关节表面不平整、肌肉痉挛和挛缩、关节囊挛缩可引起关节活动受限。缓慢发生，早期表现关节活动不灵，以后关节活动范围减小，并出现屈曲挛缩畸形。还可因关节内的游离体或软骨碎片出现活动时的"绞索"现象。

11. 膝关节骨关节炎的诊断标准

本书参考了国内外关于 KOA 诊断及治疗的指南共 8 个，包括 6 个国际的权威指南：美国风湿病学会（american college of rheumatology，ACR）指南、国际骨关节炎研究学会（osteoarthritis research society international，OARSI）指南、美国骨科医师学会（american academy of orthopaedic surgeons，AAOS）指南、英国国家卫生与临床优化研究所（national institute for health and clinical excellence，NICE）指南、欧洲抗风湿病联盟（european league against rheumatism，EULAR）指南，以及澳大利亚皇家全科医师协会（royal australian college of general practitioners，RACGP）指南，此外，还有 2 个国内的权威指南：中华医学会

骨科学分会指南及中华医学会风湿病学分会指南。其中，涉及KOA诊断及鉴别诊断的指南有4个：中华医学会骨科学分会、中华医学会风湿病学分会、NICE及RACGP指南。

目前在我国，诊断KOA主要按照中华医学会骨科学分会指南的诊断标准，包括临床、放射学及实验室标准共三个方面。该指南虽然发表于2007年，但其中的诊断标准经典而实用，直至今日，临床上仍在广泛应用该诊断标准。

（1）中华医学会骨科学分会指南的诊断标准

根据患者的症状、体征、X线表现及实验室检查，一般不难诊断KOA。现依据《骨关节炎诊治指南（2007版）》，该诊断标准基本参照Altman制定的标准并经部分骨科专家讨论确定，现将诊断标准陈列如下：

①近1个月内反复膝关节疼痛；

②X线片（站立或负重位）示关节间隙变窄、软骨下骨硬化和（或）囊性变、关节缘骨赘形成；

③关节液（至少2次）清亮、黏稠，WBC < 2000个/ml；

④中老年患者（≥40岁）；

⑤晨僵≤30分钟；

⑥活动时有骨摩擦音（感）。

注：综合临床、实验室及X线检查，符合①+②条或①+③+⑤+⑥条或①+④+⑤+⑥条，可诊断KOA。具体流程详见图1。

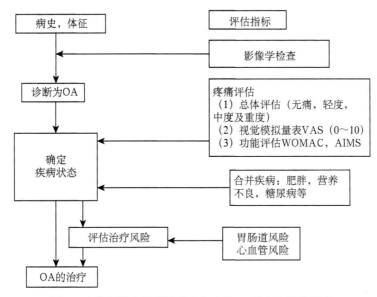

图1 中华医学会骨科学分会指南的 OA 诊断与评估流程

（2）中华医学会风湿病学分会指南的诊断标准

诊断 OA 主要根据患者的症状、体征、影像学检查及实验室检查。目前采用美国风湿病协会 1995 年修订的诊断标准。该标准包含临床、放射学及实验室标准。KOA 分类标准的敏感性和特异性分别为 91% 和 86%。

KOA 分类标准的临床标准：

①近 1 个月大多数时间有膝关节疼痛；

②有骨摩擦音；

③晨僵≤ 30 分钟；

④年龄≥ 38 岁；

⑤有骨性膨大。

注：满足①＋②＋③＋④条或①＋②＋⑤条或①＋④＋⑤条，可诊断 KOA。

KOA 分类标准的临床＋放射学＋实验室诊断标准：

①近 1 个月大多数时间有膝关节疼痛；

② X 线示骨赘形成；

③关节液检查符合 OA；

④年龄≥ 40 岁；

⑤晨僵≤ 30min；

⑥有骨摩擦音。

注：满足①＋②条或①＋③＋⑤＋⑥条或①＋④＋⑤＋⑥条者可诊断 KOA。

（3）NICE 指南的诊断标准

①与活动有关的关节痛；

②年龄≥ 45 岁；

③晨僵时间≤ 30 min。

需要注意的症状：创伤史、晨僵时间延长、短期内加重的关节红、肿、痛症状。

需鉴别的疾病：痛风、其他炎症性关节疾病如类风湿关节炎、感染性关节炎、肿瘤。

（4）RACGP 指南

①临床病史；

②负重位膝关节 X 线表现。

需鉴别的疾病：创伤、软组织疾病、放射痛、感染性关节炎、关节腔积血。

（5）国内外诊疗指南的比较

临床病史是膝关节骨关节炎诊断中重要的环节之一，其中膝关节疼痛最为重要。国内指南均强调关节疼痛是在近 1 个月内大多数时间出现，而 NICE 指南则强调关节疼痛应与活动有关。国内指南及 NICE 指南对膝关节骨关节炎发病年龄的界定大致接近，为 38 岁以上。晨僵时间也均界定不超过 30 分钟，其中 NICE 指南特意强调晨僵时间延长时应注意鉴别其他疾病。

体格检查也是诊断膝关节骨关节炎的重要环节之一，主要体征包括骨性膨大及骨摩擦音（感）。

国内指南及 RACGP 指南均提出临床病史加上膝关节 X 线表现即可诊断 KOA，NICE 指南甚至强调可以在未行辅助检查的情况下只凭病史即可临床诊断 OA，这无疑对 KOA 的早期筛查及缺乏辅助手段的基层医疗机构尤为重要。

12. 膝关节骨关节炎的影像学检查诊断技术

（1）X 线

X 线检查（膝关节负重正侧位、髌骨轴位、双下肢全长片）关节间隙狭窄、软骨下骨硬化和骨赘形成是 OA 的基本 X 线特征。

K-L 分级

从 X 线检查结果评价 OA 患者膝关节恶化程度常用

Kellgren-Lawrence 分级系统：① 0 级＝正常；② Ⅰ级＝关节间隙可疑变窄（JSN），可能有骨赘唇形变；③ Ⅱ级＝前后负重位 X 线上有明确骨赘，关节间隙可能变窄；④ Ⅲ级＝多发骨赘，关节间隙明确变窄，有硬化性改变，可能有骨性畸形；⑤ Ⅳ级＝大量骨赘，关节间隙显著变窄，严重硬化性病变，明确有骨性畸形。

X 线的影像学表现

KOA 早期仅有软骨退行性改变时，X 线片可无异常表现。随着关节软骨变薄，关节间隙逐渐变窄，间隙狭窄可呈不匀称改变。软骨下骨硬化、关节面下囊性变和骨赘形成具有特征性，但均为晚期改变，因此 X 线检查对早期诊断缺乏价值。此外，对症状复杂或 X 线阴性的病例需要行 MRI 及 CT 三维重建进一步检查，能对膝关节在平片上无法显示的内部结构的退变程度可清晰的显示。而在晚期诊断中，临床上可仅依据 X 线提示的严重病变特征做出晚期（Ⅲ～Ⅳ级）KOA 的诊断，不需加做 CT、MRI 等分辨率更高的影像学检查。

负重位 X 线的必要性

Vignon 等指出，关节间隙宽度是评价 OA 严重程度的重要指标。关节间隙宽度是由关节软骨所维持，当发生软骨磨损、变薄等情况后，关节间隙变得狭窄甚至消失。但软组织失衡、膝关节内翻、下肢力线内移是 KOA 病情发生发展的另一重要因素。下肢力线内移使得内侧关节间室应力增加，而在负重情况下应力增加更为明显，加速了关节退变和软骨的磨损。

KOA 患者在负重状态下可以直接复制或还原出生理负重状态下膝关节内的应力状态。不仅同时能消除关节肿胀带来的影响，还可以直接观察内外翻畸形患者相应关节间室的间隙狭窄程度。有些患者的非负重位片关节间隙表现为正常或轻度变窄，曾建议保守治疗。但负重位片中，关节间隙明显狭窄或几乎消失。所以临床上常采用膝关节负重正侧位片，部分晚期患者仅根据这一平片即可直接指导制定治疗方案。

髌骨轴位的必要性

髌骨轴位是评估髌股关节炎最简单而实用的影像学检查方法。膝关节可分为内、外侧胫股关节及髌股关节，早期 KOA 以髌股关节炎多见。髌股关节炎的特点是步行时膝关节疼痛不明显，但在上下楼，特别是下楼时最痛，这是由于下楼时髌股关节将承受 2 倍体重的压力，所以这部分软骨的退变必然产生严重的症状。此外，髌骨骨折、髌骨（半）脱位也是临床常见病，临床上可通过膝关节正侧位和髌骨轴位片综合诊断。

术后髌骨轨迹的优劣是决定预后的重要因素，手术前要通过髌骨轴位片明确髌骨与股骨滑车的匹配情况。如果髌骨脱位倾向大，术中要充分考虑将假体尽可能外置外旋，必要时松解外侧髌支持带 。

下肢全长片的必要性

下肢全长 X 线片是量化下肢力线的公认检查方法，广泛应用于先天畸形、创伤、感染、骨骼发育不良和代谢性疾病的患者。而在 OA 的诊治过程中，对于膝关节手术如胫骨高位截骨术（HTO）、单髁置换术（UKA）和全膝关节置换术（TKA）的术前术后评估尤其重要。冠状面下肢力线不良与 KOA 的进展息息相关，应用下肢全长片评估 KOA 患者的术前力线，可指导选择保守治疗、保膝治疗或 TKA 治疗。而应用下肢全长片评估手术矫正后的力线，可判断手术预后。

X 线的局限性

X 线平片的局限性：①一些病变 X 线表现较临床症状出现较迟；②不同的病理变化可出现相似的 X 线征象；③局部的骨关节改变不能反映全身性疾病的全貌；④细小的病变在 X 线片上不能显示；⑤软组织及软骨组织不显影。

（2）CT

CT 的密度分辨力明显高于 X 线检查，且为断面成像，避免了各种解剖结构的重叠，能清楚显示各骨结构。随着多层螺旋 CT 的广泛应用，密度分辨力日益提高，对膝关节薄层原始图像进行冠状及矢状面三维重组，可以清晰显示膝关节的整体结构。

CT 对骨结构分辨率较高，而对软组织的敏感性不如 MRI。KOA 的早期病变集中在关节软骨，而晚期病变则不仅包括软骨组织，还有其他周围软组织的损伤。所以临床上如 X 线不能充分诊断和评估膝关节病情时，常优先选择 MRI 作为与 X 线相结合的影像学手段。

CT 三维图像重建是开展个体化膝关节置换研究的基础，充分利用 CT 数据，进行膝关节骨、软骨、韧带等结构的分割、重建、配准，三维重建膝关节，制定个体化的膝关节假体模型构建，制定术前规划及方案，有助于正确重建下肢力线、准确定位截骨、准确置入假体、稳定软组织平衡，术后患者临床功能恢复较为理想。

要实现高精度的个性化全膝关节置换术，术前的解剖数据获取、精准的个性化手术设计及三维打印制造均不可或缺。CT 技术的独特优势就在于此，CT 三维重建技术在临床上广泛应用于膝关节力线测量、设计导航模版及 3D 打印，从而真正实现膝关节假体的个体化，膝关节置换的标准化。

CT 三维重建与力线测量

传统的股骨远端旋转力线的测量是在轴位图片上进行的，只能主观的选取一个解剖标志作为基准进行测量，往往因为参照不同及成像差异，使得测量结果差异较大。CT 三维重建提供了力线的三维测量方法。在连续断层图片上找到各解剖点进行标记，三维重建股骨远端，在三维图像上使用标记点的坐标自动创建各参考轴，用软件工具即可以在术前测量股骨远端各旋转力线，以确保股骨假体的旋转位置正确，降低术后假体磨损与翻修的概率，使术后膝关节功能获得最大程度的恢复。CT 三维重建的优势还在于可以从任意角度、方向上观察各力线，并方便测量空间角度。

CT 三维重建与手术导航模版

全膝关节置换术中力线定位的传统法就是根据器械及医师的经验进行截骨，然后手工调节，目测确定下肢力线。而导航法则是利用 CT 三维重建获得的图像数据，在计算机帮助下规划手术路径，制定合理、定量的手术方案，进行术前的术式设计及手术模拟，即个体化设计手术导航模版。再在手术中使用计算机和医用机器人进行手术干预，为医师提供强有力的工具和方法。

依据 CT 三维重建设计手术导航模版后，iASSIST 膝关节导航系统可通过加速度计和陀螺仪等一系列专业定位导航设备的精准配合，在手术实施过程中就可自动精确定位出患者力线位置，从而协助手术医师进行截骨及假体安放。eLIBRA 动态膝关节平衡系统可通过数字化膝关节内外侧软组织间的张力，使软组织平衡真正实现了定量化。

CT 三维重建与 3D 打印

在全膝关节置换术中，3D 打印技术主要用于打印个性化截骨导板。利用 CT 三维重建技术快速获取人体的三维解剖数据并进行精准的分析后，构建手术导航模板，设计并定位截骨方案，再采用 3D 打印技术制作个性化截骨导板。术中导板与骨性结构贴合紧密，在完成定位后，再使用金属材料的截骨导板依据导航模版的定位进行截骨操作，手术精度良好。3D 打印截骨导板辅助的全膝关节置换手术可以根据患者解剖参数，选择最佳假体位置，术后下肢力线符合手术的要求，提高手术的精准度。

（3）MRI

使用肢体表面线圈，分别作横切位、矢状位和冠状位平面检查，可显示骨皮质、骨髓组织、关节软骨、两侧半月板、交叉韧带、脂肪垫、肌腱、肌肉、皮肤、脂肪组织、血管、神经束等。MRI 对软组织分辨率高，具有很强的空间和密度分辨率，是评价关节软骨病变最敏感、最特异、非侵入性的检查方法之一。它可以在早期，甚至在出现临床症状之前检查出软骨改变。基于以上优点，MRI 目前被认为是评价关节软骨病变的最佳方式，已经被广泛认识与接受。

OA 软骨病变包括轮廓改变和信号改变。轮廓改变表现为软骨表面毛糙征、软骨局限性变薄、软骨线中断等；信号改变指病变区软骨信号增高或降低，常与正常软骨分界模糊。信号改变主要反映软骨结构和含水量的变化，是关节透明软骨的早期改变之一。但 MRI 常规序列对软骨下骨病变，特别是骨性结构的病变不甚清晰。目前临床上对 OA 和软骨损伤的诊断和评估仍需负重位 X 线和 MRI 相结合。

三维抑脂扰相梯度回波序列（3D-SPGR 序列）

许多 MR 序列可以用来评价软骨的形态改变。根据关节滑液的信号强度不同，大致可分为暗滑液序列和亮滑液序列两大类。暗滑液序列中用于临床的主要是脂肪抑制的 3D-SPGR 序列。Disler 等在两项用 1.5T MR 做的研究中报道脂肪抑制的 3D-SPGR 序列对诊断软骨缺损病变的敏感性和特异性分别为 75% ~ 93%

和 94% ～ 97%。

3D-SPGR 序列是目前公认最好的软骨成像核磁序列之一。在该序列中，软骨是唯一呈现为高信号的组织，与周围组织分界明显，这使得显示更为清晰，甚至能分辨出软骨的五层结构，对一些细小的损伤也具有诊断价值。它可以抑制骨髓中的脂肪组织，去除磁敏感伪影的影响，提高了软骨显像的准确性。而且 SPGR 序列提高了透明软骨和软骨下骨的对比度，使得软骨显示更加清楚。在 SPGR 序列中，正常软骨显示为条带状高信号，与其他组织分界明显。

然而，3D-SPGR 序列临床应用的最大限制是其扫描时间长。在 MR 成像过程中，扫描时间越长，出现运动伪影的概率就越大。

三维稳态自由进动成像序列（3D-SSFP 序列）

在亮滑液序列中，高信号的关节滑液与低至中等信号的关节软骨有较大的对比，可以产生类似关节造影的效果。其中 SSFP 序列是一种可以获得高信噪比图像的快速成像序列。在 SSFP 序列的 MR 图像中，关节软骨呈低至中等信号，与高信号的关节滑液产生关节造影样效果，从而有利于软骨细微病变的显示。即使未使用脂肪抑制技术，3D-SSFP 序列对膝关节软骨病变的诊断同样良好。总的敏感性、特异性和准确性分别达到 76% ～ 80%、94% 和 90% ～ 92%。

SSFP 序列的不足之处是在采用长时间采集图像时，对磁场的不均匀性很敏感，易出现条带状伪影。

膝关节 MRI 阅片过程中，应注意如下要点：①膝关节解剖关系是否存在，有无脱位、半脱位，关节间隙有无变窄或增宽改变；②膝关节半月板、韧带、软骨形态信号有无异常；③成骨骨质结构是否完整，有无骨质增生、破坏、囊变等；④骨皮质是否连续，有无缺损、断裂；⑤周围软组织有无肿胀、肿块及钙化改变。

（4）超声检查

超声检查尤其是高频（10MHz）探头的应用能清晰显示关节面软骨的厚度及表面是否光滑，关节滑膜病变积液及骨赘脱落的显像更有其独到之处，能准确描绘出这些病变的程度、性质及范围，明显优于 X 线平片，但超声也有其局限性，如对晚期软骨下骨病变的诊断。由于超声衰减明显，仍需与 X 线结合全面考虑，临床上不常规应用超声检查诊断 KOA。

超声表现：①关节面软骨损伤发生病变后最早出现软骨低回声带变薄，多以外侧明显，致内外侧厚度不等，软骨边缘模糊、毛糙甚至局部缺损，重者可见关节软骨低回声带消失；②骨质增生：纵切扫查膝关节内外侧，上下关节缘呈唇样突起，回声性质同骨组织；③滑囊炎表现：渗出积液时呈无回声暗区，滑囊壁增厚回声增强，部分可肥厚呈绒毛状，探头挤压可见绒毛样结构浮动。若积液伴有骨赘脱落，可在暗区内显示强回声团后伴声影，推挤可移动，酷似"胆囊结石"征象。

超声弹性成像与肌骨超声

随着生物医学工程学的进展，Ophir 等于 1991 年提出了弹性成像技术，它反映生物组织的应变特性。近些年来，多种弹性成像技术在临床中应用的广度和深度不断拓展。随着超声分辨率的提高，弹性成像在肌肉、肌腱、筋膜和神经等病变的评估中的应用日益增多。

超声弹性成像目前可评估肩关节囊增厚及硬度改变，作为识别肩关节损伤潜在危险的无创筛查方法。还可无创测量腕管压力，有助于腕管综合征的评估。随着超声弹性成像技术的发展和完善，可预见这一技术在未来将可能应用于 KOA 的早期诊断。

（5）关节造影

CT 关节造影和 MR 关节造影是目前显示关节软骨最好的影像学方法。将关节囊内注射空气或非离子型造影剂后再扫描，称为关节造影。空气或非离子型造影剂与软骨形成良好对比，而透明软骨下骨质与软骨边缘形成良好对比，因此可以较好地显示软骨损伤、厚度和关节内游离体。CT 关节造影和 MR 关节造影在显示关节软骨改变上，比 X 线平片、普通 MRI 敏感。不过因创伤性穿刺，临床应用受到限制，关节造影不常规用于诊断 KOA。

除显示软骨外，关节造影对软组织的显示也具有优势。临床上常用髋关节造影诊断髋臼盂唇撕裂，而在膝关节中可用于评估交叉韧带损伤情况。常规 MRI 只能显示韧带撕裂区增粗、模糊，不能具体显示撕裂的位置，对交叉韧带损伤的诊断有其局限性，诊断部分性撕裂仍比较困难。而对于 MR 关节造影，当韧带撕裂时围绕在其周围滑囊内的造影剂就会通过撕裂口渗入到韧带内，产生良好的对比效果，较清楚地显示出韧带撕裂的位置、形态和大小。

（6）关节镜

关节镜是评价关节软骨受损的金标准，可以直接观察透明软骨的肿胀、糜烂、溃疡和半月板的变化，确定滑膜炎症部位，同时可根据软骨退变情况、滑膜增生程度及关节活动受限的原因决定关节镜下手术清理的范围。但关节镜不能显示软骨深层改变和软骨下骨质改变。关节镜作为诊断方法来说，其最大缺点是有创伤性，所以临床上不常规用于诊断 KOA。

关节镜下评估 OA 患者软骨损伤程度常用 Outerbridge 改良分级系统：0 级：正常；1 级：关节软骨变为淡黄色；2 级：软骨表面粗糙变软；3 级：软骨呈束状并有磨损；4a：部分糜烂到达软骨下骨；4b：出现溃疡伴软骨下骨显露；4c：软骨下骨骨质象牙化；5a：胫骨平台缺损深度＜ 5mm；5b：胫骨平台缺损深度＞ 5mm。

13. 膝关节骨关节炎的实验室检查诊断技术

KOA 的患者，其血常规、蛋白电泳、免疫复合物及血清补体等指标一般在正常范围。伴有滑膜炎的患者可出现 C 反应蛋白

（CRP）和血细胞沉降率（ESR）轻度升高。继发性 KOA 患者可出现原发病的实验室检查异常。

国内外许多研究中指出细胞因子与 KOA 的发病有一定的相关性，根据细胞因子的调节作用可分为分解性细胞因子和合成性细胞因子，这两种因子相互作用可保持关节代谢平衡，当二者之间平衡失调后将引起软骨基质降解和破坏，导致 KOA 的发生和发展。

KOA 患者病变部位可释放多种细胞因子来破坏关节软骨或滑膜，其中参与病理过程的主要炎症介质有肿瘤坏死因子 -α（TNF-α）、白细胞介素 -6（IL-6），还有近些年逐渐受到关注的软骨寡聚基质蛋白（COMP）等生物标记物。细胞因子在 KOA 中水平升高，其水平升高程度与 OA 的软骨破坏严重程度有一定关系。但临床上不常规应用这些细胞因子对 KOA 进行诊断，主要是因为其特异性较差，虽然与 KOA 的发病及进展显著相关，但多种疾病都可引起其升高，难以分辨升高的病因。

（1）肿瘤坏死因子 -α（TNF-α）

TNF-α 通过降解软骨基质对关节软骨进行破坏，另外可促进滑膜成纤维细胞增生，滑膜成纤维细胞在一定情况下可促进软骨降解。KOA 晚期患者血清中 TNF-α 水平显著升高，而中早期患者升高不明显。这可能与血清中的 TNF-α 水平改变与 OA 时的软骨组织破坏程度有关系，晚期的 KOA 患者滑膜组织发生显著的纤维增生性改变，滑膜成纤维细胞及巨噬细胞样细胞处于分泌旺盛期，从而使 TNF-α 水平升高，且高于早期或者中期。

（2）白细胞介素 -6（IL-6）

IL-6 是由巨噬细胞、纤维母细胞、软骨细胞和破骨细胞合成分泌的细胞因子，正常软骨细胞可产生少量 IL-6，但是高水平 IL-6 是 KOA 的危险因素。其病理生理机制表现为 IL-6 可使软骨及软骨下骨结构改变，刺激软骨细胞增殖，骨赘形成。在 KOA 的早期，软骨破坏情况尚不严重，血清中的 IL-6 虽有所升高，但升高程度小，随着病情进展，关节间隙出现狭窄时，软骨基质破坏程度显著，此时软骨细胞的代谢最为活跃，血清中的 IL-6 水平升高到高峰，发展到晚期，软骨基质几乎完全被破坏，软骨细胞代谢活动显著下降，血清中的 IL-6 水平开始降低。所以在 KOA 早期时，IL-6 水平开始升高，到病程中期其水平升高到高峰，而在晚期其水平开始下降。

（3）软骨寡聚基质蛋白（COMP）

Verma 等对 150 例膝关节骨性关节炎患者的血清软骨寡聚基质蛋白水平进行检测，结果表明血清 COMP 可作为诊断早期 KOA 的一个新颖生物标志物，并观察到血清 COMP 含量在开始发病至发病后 3 年以内保持高水平。COMP 是一种细胞外糖蛋白，是 KOA 病程中关节软骨退行性变早期阶段的特征性生物标记物。COMP 的水平与软骨破坏、OA 的严重程度及进展有关。

目前还有其他一些用于早期诊断 OA 的生物标记物，如在 OA 发病过程中基质金属蛋白酶 -13（MMP-13）、白介素 -1（IL-1）

对关节软骨的破坏和热休克蛋白70（HSP70）对关节软骨的保护，而 IL-6、MMP-1、MMP-3、YKL-40 及 BMP-7 等的变化亦在 OA 的发病中表现出来。

参考文献

1. Hochberg M C, Altman R D, April K T, et al. American College of Rheumatology 2012 recommendations for the use of nonpharmacologic and pharmacologic therapies in osteoarthritis of the hand, hip, and knee. Arthritis care & research, 2012, 64 (4)：465-474.

2. McAlindon T E, Bannuru R R, Sullivan M C, et al. OARSI guidelines for the non-surgical management of knee osteoarthritis. Osteoarthritis and cartilage, 2014, 22 (3)：363-388.

3. Weber K L, Jevsevar D S, McGrory B J. AAOS Clinical Practice Guideline: Surgical Management of Osteoarthritis of the Knee Evidence-based Guideline. JAAOS-Journal of the American Academy of Orthopaedic Surgeons, 2016, 24 (8)：e94-e96.

4. Fernandes L, Hagen K B, Bijlsma J W J, et al. EULAR recommendations for the non-pharmacological core management of hip and knee osteoarthritis. Annals of the rheumatic diseases, 2013, 72 (7)：1125-1135.

5. 中华医学会风湿病学分会 . 骨关节炎诊断及治疗指南 . 中华风湿病学杂志, 2010, 14 (6)：416 - 419.

6. 陈庆奇，龚敬乐 . 基于国内外指南的适用于我国全科医疗的膝骨关节炎诊治流程 . 中国全科医学, 2016, 19 (2)：125-129.

7. Vignon E，Piperno M，Le Graverand M P H，et al. Measurement of radiographic joint space width in the tibiofemoral compartment of the osteoarthritic knee: comparison of standing anteroposterior and Lyon schuss views. Arthritis & Rheumatism，2003，48（2）：378-384.

8. 张卉，程晓光. 负重位 DR 片在诊断膝骨关节炎患者中的应用价值. 中国临床医学影像杂志，2008（6）：445-446.

9. Smith G D，Richardson I B. Radiographic measurement of joint space height in non-osteoarthritic tibiofemoral joints. The Journal of bone and joint surgery British volume，2004，86（6）：932-933.

10. 郭哲，张祖卓，李玉清，等. 髌骨轴位 X 线检查辅助装置的设计与临床应用. 放射学实践，2017，32（10）：1064-1066.

11. 吴昊，石泽锋，李荣祝，等. 下肢步进摄影获取下肢全长片的精确与可靠性（英文）. 中国组织工程研究，2013，17（4）：639-646.

12. 刘帅，姚庆强，周进，等. 计算机辅助设计与 3D 打印个性化截骨导板辅助人工全膝关节置换术的精准度研究. 中国骨与关节损伤杂志，2017，32（6）：580-584.

13. 段临涛，王茜，胡民华，等. 超声与 X 线、MRI 影像对膝骨关节炎的诊断价值分析. 中国超声医学杂志，2016，32（3）：255-258.

14. Disler D G，McCauley T R，Kelman C G，et al. Fat-suppressed three-dimensional spoiled gradient-echo MR imaging of hyaline cartilage defects in the knee: comparison with standard MR imaging and arthroscopy. AJR. American journal of roentgenology，1996，167（1）：127-132.

15. Hunter D J，Guermazi A，Lo G H，et al. Evolution of semi-quantitative whole joint assessment of knee OA: MOAKS（MRI Osteoarthritis Knee Score）. Osteoarthritis and Cartilage，2011，19（8）：990-1002.

16. 艾飞，李小明，张炜，等.三维稳态自由进动成像序列与三维抑脂扰相梯度回波序列诊断膝关节软骨病变的对比研究.临床放射学杂志，2010，29（4）：501-505.

17. Shin C S，Souza R B，Kumar D，et al. In vivo tibiofemoral cartilage to cartilage contact area of females with medial osteoarthritis under acute loading using MRI. Journal of Magnetic Resonance Imaging，2011，34（6）：1405-1413.

18. Duc S R，Pfirrmann C W A，Schmid M R，et al. Articular cartilage defects detected with 3D water-excitation true FISP: prospective comparison with sequences commonly used for knee imaging. Radiology，2007，245（1）：216-223.

19. 陈征，朱家安.弹性成像在肌骨超声中的应用进展.现代实用医学，2017，29（11）：1405-1408.

20. 玄克山，孙全余，郑学军，等.膝关节造影 MRI 法评价交叉韧带损伤.实用医药杂志，2002，11：809-810+812.

21. 张延辉，高春阳，李少华.骨性关节炎患者退变软骨及滑膜组织中细胞因子的表达.中国组织工程研究，2013，17（37）：6671-6675.

22. Nagahara M，Waguri-Nagaya Y，Yamagami T，et al. TNF-α-induced aquaporin 9 in synoviocytes from patients with OA and RA. Rheumatology,2010,49(5): 898-906.

23. 金粉勤，薛锋.膝骨关节炎患者血清 TNF-a 与 IL-6 水平检测分析.中国实验诊断学，2014，18（3）：461-462.

24.熊涛，胡世斌，刘晓峰，等.血清 TNF-α、IL-6 水平对膝骨关节炎的诊断价值及其相关性研究.标记免疫分析与临床，2015，22（11）：1119-1120+1137.

25. Verma P，Dalal K. Serum cartilage oligomeric matrix protein（COMP）in knee osteoarthritis: a novel diagnostic and prognostic biomarker. Journal of Orthopaedic Research，2013，31（7）：999-1006.

26. Zhu T H，Cai C Y，Zhang L. Research progress of biomarker COMP in osteoarthritis. Zhongguo gu shang= China journal of orthopaedics and traumatology，2010，23（12）：959-961.

27. Wang M，Sampson E R，Jin H，et al. MMP13 is a critical target gene during the progression of osteoarthritis. Arthritis research & therapy，2013，15（1）：R5.

28. Liu H X，Yin H B，Wang H N. Research progression of interleukin-1 in the pathogenesis of osteoarthritis. Zhongguo gu shang= China journal of orthopaedics and traumatology，2012，25（2）：175-178.

29. Koskinen A，Vuolteenaho K，Moilanen T，et al. Resistin as a factor in osteoarthritis: synovial fluid resistin concentrations correlate positively with interleukin 6 and matrix metalloproteinases MMP-1 and MMP-3. Scandinavian journal of rheumatology，2014，43（3）：249-253.

丁镇涛　整理

膝关节骨关节炎的非手术治疗手段现状

膝关节的相关基础知识在前面几篇已经进行了详细的叙述，在此就不再赘述了。此篇主要讲解的是关于膝关节骨关节炎的非手术治疗方面近期的研究及看法。主要分为以下几个方面。

14. 运动疗法是目前新兴的可缓解膝关节骨关节炎患者症状、改善关节功能的有效手段

膝关节骨关节炎的轻、中度的患者可通过低强度关节相关的运动，使得关节的稳定性得到加强，来改善膝关节功能，从而达到缓解疼痛、活动受限等症状。患者的生活和工作中，膝关节的运动幅度起着极其重要的作用，生物力学相关研究和步态的分析表明，只有膝关节有良好的活动度，才能有更好的生活质量，运动疗法主要为有氧运动，力量及抗阻训练，敏捷度训练，太极，瑜伽等等。

（1）有氧运动

基于 Koli 等的随机对照试验，单独的有氧训练对功能上的长期影响并没有显著的作用，现有的证据并不足以得出它对短期或中期的疼痛、功能或是 WOMAC 评分有显著的提高，对膝关节骨关节炎患者长期疼痛的改善也并不确切。

（2）力量及抗阻训练

从 Bruce-Brand 等的近期研究中分析，力量及抗阻训练并不能在统计学上得出对膝关节骨关节炎患者在功能和疼痛的改善上有益处，但在个人研究中考虑力量及抗阻训练对 WOMAC 评分及功能、疼痛等有改善。但在这些研究中并没有加入性别、肥胖或者疾病的严重程度对它的影响。

（3）敏捷度训练

在 Rogers 等的研究（证据强度较低）中，敏捷度训练对短期疼痛的改善有显著的益处，但是对功能的改善没有统计学的意义。对于膝关节骨关节炎患者中期及长期疼痛，评分及功能上的改善并没有显著的统计学意义。

（4）太极

在 Wortley 等研究（证据强度较低）中，太极相比于有氧运动、力量及抗阻训练及敏捷度训练等传统运动疗法而言，对于短期、中期骨关节炎患者的疼痛改善有帮助，但是研究中的证据并不足以表明长期的疗效。

（5）瑜伽

在 Cheung 的一项随机对照试验中显示，瑜伽对于骨关节炎患者短期 WOMAC 评分有明显的改善，但是并没有进行中期及长期的研究。

关于运动疗法我们查阅的很多文献证据等级并不高，评估患者效果的因素并不单一，很多无法用传统的队列研究进行分析，患者的运动量、运动时间及运动强度有时很难统一标准，常需要个性化分析。该类研究中运动也不是以单一模式呈现，有时力量训练可能会将有氧运动作为热身环节，部分人还会增加敏捷度的练习。太极、瑜伽等运动方式的研究文献相对较少，还需要大宗队列研究来进一步明确疗效。综上所述，运动疗法对于膝关节骨关节炎是有一定效果的，根据患者个人恢复情况进行运动调整是必要的。

在欧美的一些国家中，针对 OA 的运动疗法正蓬勃发展。其中丹麦的 GLA ：D 项目（good life with osteoarthritis in denmark）包括患者教育及系统的有康复医师指导的团队形式的神经肌肉训练。既往研究证实该项目可以减轻膝关节及髋关节 OA 患者的疼痛，改善躯体功能，提高生活质量。此外 GLA ：D 项目具有易于实施、便于推广的优点。

为了更好地在国内开展骨关节炎的运动治疗。北京大学人民医院骨关节科与南丹麦大学建立战略合作关系，将丹麦的 GLA ：D 项目引入中国。GLA ：D 项目包括患者的教育、基于神经肌肉训练的运动课程及患者数据库的建立。患者教育的目的是让患者充分了解，骨关节炎疾病的相关知识及骨关节炎进行运动治疗的意义。运动课程包括 3 个部分：热身运动、神经肌肉训练、冷身运动。热身运动大约 10 分钟，包括关节活动度训练及有氧运动，目的是让参加者的骨骼肌肉系统和心肺系统得到"预热"，为下面的锻炼做好准备。神经肌肉训练是每次课程的主体，它分为五组，每组两个动作，每个动作进行 3 个循环，每个循环 10 次；做完一个循环运动后休息大约 1 分钟再进行下一循环的运动；先行健侧训练，再行患侧训练。训练项目大多为"闭链式运动"，目的是促进关节平衡功能、提高关节周围组织的协调能力、增强关节稳定性。同时膝关节骨关节炎患者大多有下肢肌力减弱的情况，尤其是股四头肌，故该项目中也有一些针对下肢肌肉力量训练的"开链式运动"。最后一个部分为冷身运动，包括慢走及下肢肌肉拉伸训练。

该运动锻炼项目以小组进行（7 ～ 8 人），共六周，每周 2 次。每次课程有受过相应培训的临床医师现场指导，主要负责掌握训练节奏、纠正错误动作、保证训练质量，同时根据患者的病情和训练情况进行运动难度的"升降级"，保证患者安全，提高训练质量。

北京大学人民医院骨关节科运动治疗项目开展一年多以来，共入组 180 余例骨关节炎患者，该中心已经建立了入组患者的电子化病例登记系统，便于患者资料的留存及多中心研究的开展。根据患者运动治疗后 1 年的随访结果，关节疼痛评分明显下降（VAS 评分下降 30%），关节功能及生活质量等评分都明显改善。

15. 物理治疗需要制定个体化方案才能达到最优效果

物理治疗是通过增强关节局部血液及淋巴循环，改善关节功能提高关节活动性。它包括温热疗法，红外线及超声波治疗，沐浴和泥浆疗法，神经肌肉电刺激疗法，经皮神经电刺激疗法，脉冲电磁场疗法，全身复合振动疗法，矫形器械治疗，手法治疗（包括按摩和针灸）等。

（1）温热疗法，红外线及超声波疗法

Yildirim 等的随机对照试验中该种疗法在骨关节炎患者中得到满意的疗效，但有一些学者的研究并不能得到有效的结论，故我们认为该种治疗并没有充足、确切的证据对膝关节骨关节炎患者早、中、晚期的疼痛、功能及评分有显著的改善。

（2）沐浴和泥浆疗法

沐浴疗法在 Kulisch 和 Fiorvanti 的研究中均取得了较好的中期疗效，但是短期及长期疗效并没有显著的改善。泥浆疗法是将含有对人体有益的矿物质的泥抹于身体表面或者将整个身体浸浴于泥浆之中，以达到治疗和缓解疼痛的作用，用于治疗风湿性疾病和骨骼肌肉痛的历史由来已久，泥浆疗法中 Mahboob 采用了乌尔米湖的泥液进行治疗，虽然并没有显著改善患者的功能，但是患者的僵直状态早期得到了明显的改善，同样 Fiorvanti 的研究也证实了泥浴疗法可以改善早期、中期患者膝关节的僵直状态，但是长期随访时患者疼痛、功能及 WOMAC 评分并没有显著的改善。

（3）经皮神经电刺激及神经肌肉电刺激疗法

经皮神经电刺激是一种通过用电流刺激皮肤从而缓解疼痛症状的物理治疗方法，在临床上被广泛应用于控制各种疾病引起的疼痛症状。对进行 Gschiel 等的文章研究后我们认为经皮神经电刺激对于患者早期疼痛的改善有效，但是对功能和 WOMAC 评分没有改善的作用，且这种疗效不能持续至中期。神经肌肉电刺激疗法可促进肌肉生长，增加肌力，改善关节稳定性。Mizusaki 等的研究中单独应用神经肌肉电刺激的方法虽然使患者改善了疼痛和功能，但是较对照组相比并没有显著的统计学意义。因此并没有充足的证据表明该种方法能够对膝关节骨关节炎患者的疼痛、功能及 WOMAC 评分有帮助。

（4）脉冲电磁场疗法

Dundar 等试验发现，脉冲电磁场疗法对于膝关节骨关节炎患者的早期疗效没有显著的意义，并没有找到中、长期试验。

（5）全身复合振动疗法

全身振动训练是通过机械振动、外部抵抗负荷引起神经反射，从而促进肌肉产生不自主收缩，用于改善肌肉功能，并通过对骨骼进行反复性压力刺激进而促进肌肉、骨骼系统结构和功能的完善，是一种全新的非药物、无创伤的治疗膝关节骨性关节炎的康复训练方法。在我们对 Avelar 等文献进行研究后发现该种治疗方法对于中期的 WOMAC 中功能评分有统计学意义，但是对患者短期的功能或者疼痛都没有改善。

（6）矫形器械治疗

矫形器是借助外部机械结构对人体某些部位进行矫形和预防畸形发展的器具，具有制动、保护患部、止痛、矫正畸形、防止畸形进展、承重、稳定关节等作用，广泛应用于慢性关节疾病。我们这里主要指的是膝关节支具、鞋垫及特殊设计的鞋。对于膝关节支具我们查阅了 Sattari 等的研究，表明患者疼痛是有缓解的，却没有给予功能及 WOMAC 评分上的改变，所以是否对骨关节炎患者有明确的益处仍不能确定。对于定制鞋垫及特殊设计的鞋，我们看到 Koca 等的试验中，对于短、中、长期的患者的疗效并没有得到一致性的结论，故该种方法可以使用，但我们并不强烈推荐。

（7）手法治疗

这里的手法治疗主要指的是按摩及针灸治疗，多数的手法治疗会配合康复训练。我们查阅了 Zhang 等的文章，在他们的研究中我们发现，手法治疗结合康复训练对比单独康复训练在患者的长期疼痛的改善上有统计学意义，而对于短期或者中期患者的疼痛，功能及评分并没有一致性的结果，虽然很多没有统计学意义，但不能否认它们对临床的重要影响。

关于物理疗法我们发现很多受制于地域特点，器械的辅助及技术能力，如针灸、按摩等在亚太区域比较普遍，脉冲电磁场疗法需要特定的器械，矫形器的设计也会影响疗效等等，但这些技术通常会有一些短期疗效，中、长期疗效均不确切，所以在引进各种新技术和新器械作为患者新的治疗方式时，需考虑患者对于该种治疗的接受情况，经济情况等因素，避免盲目追求新技术而导致经济上的浪费及患者对治疗失去信心的情况。

16. 健康教育是膝关节骨关节炎非手术治疗的重要组成部分，有时"防＞治"

对患者进行自我管理的健康教育，明确治疗目标，改善生活方式，调整活动量和减轻体重，进而缓解膝关节骨关节炎相关疼痛。主要包含减轻体重，基于家庭和自我管理的干预方式等方面。

（1）减轻体重

减重无论同时是否进行锻炼，对于骨关节炎患者中长期疼痛的改善均是有显著的益处的，但是对于长期功能及生活质量的影响在研究中的结论却是不一致的。在 The Intensive Diet and Exercise for Arthritis（IDEA）trial 研究中显示，节食＋锻炼与单独进行锻炼在 WOMAC 功能评分上有显著的区别，而单独锻炼和单独节食并没有明显的不同。

（2）基于家庭和自我管理的干预

在家中的康复训练及自我管理下的康复训练在短期疼痛的改善上有显著的益处。自我管理及疼痛应对技能训练在中期随访上确实对患者有益，但是在 Somers 等的研究中，这种方法对疼痛及功能和生活质量的改善上并没有得出一致性结论。

健康教育是膝关节骨关节炎治疗重要的组成部分，我们常说"防＞治"，减轻体重和自我管理都可以有效的缓解膝关节骨关节炎的症状，提高生活质量。所以使患者拥有正确的健康观念对于骨关节炎的整体治疗是有明显推动作用的。

17. 药物治疗仍是膝关节骨关节炎最常用的治疗措施

有效的药物治疗骨关节炎的目的是控制疼痛、预防疾病、稳定或逆转疾病进展。药物治疗主要包括口服药物治疗、外用药物治疗及注射类药物治疗。口服药物主要包括软骨素、氨基葡萄糖、对乙酰氨基酚（acetaminophen）、非甾体抗炎药（NSAID）等；注射类药物主要为透明质酸（hyaluronic acid）、富血小板血浆注射（platelet-rich plasma）；外用药物主要是非甾体抗炎药及辣椒碱类药物等。

（1）口服药物

①氨基葡萄糖与软骨素连用或者各自单独使用，氨基葡萄糖及软骨素等改善病情类药物近年来的研究结论各异，部分甚至相悖，各学会指南的意见也不尽相同，在 Sawitzke 等的大样本量的

随机对照试验进行了研究，发现硫酸氨基葡萄糖和软骨素合用在中期随访时对于患者的疼痛和功能上是有改善作用的，但是却没有足够的证据证实它们在长期随访时有益处。在单独使用硫酸氨基葡萄糖上我们对 GAIT 和 LEGS 这两个大样本随机对照试验进行了分析，它们并未对短期及中期疗效进行分析，而是做了长期随访，结果显示单独使用硫酸氨基葡萄糖与使用安慰剂的疗效上并没有显著的差异，使用硫酸氨基葡萄糖安全性好，并没有严重的副反应。对于单独使用软骨素而言，Zegels 及 Kahan 的随机对照试验显示，在中期疗效上单独使用硫酸软骨素可以改善患者的疼痛症状（证据等级较低），但对于功能的改善并不能得到一致的意见。基于迄今为止的大样本、长疗程的随机双盲研究，氨基葡萄糖可用于 OA 患者，有缓解临床症状和在一定程度上改善病情作用。但是，临床应用需根据医患双方的认可。该类药物的剂型、有效剂量及其在软骨保护中的作用机制尚需进一步研究。故对于该类药物的使用我们不能以偏概全，从临床角度上讲确实有许多患者取得了比较好的疗效，且相比与对乙酰氨基酚及非甾体抗炎药等在安全性有良好的保证，故我们虽不强烈推荐使用但不拒绝使用该种药物。

②对乙酰氨基酚是一种温和且有效减少疼痛的药物，并能改善功能，为轻度至中度与骨关节炎相关疼痛的一般性镇痛的首选药物，能够抑制前列腺素 PGE1、组胺和缓激肽等的合成和释放，使痛阈得到提高，从而起到镇痛效果。OARIS、NICE、中华医学会风湿病学分会等大部分指南推荐首选对乙酰氨基酚，仅

AAOS 的指南认为口服对乙酰氨基酚治疗膝关节骨关节炎的证据不足。

③非甾体抗炎药（NSAID）分为非选择性与选择性 COX 抑制剂，疗效优于对乙酰氨基酚。口服非甾体抗炎药可以减少短期疼痛，但常规的非甾体抗炎药和乙酰氨基酚类药物一样存在潜在的不利影响，非选择性 NSAID 及 COX-2 抑制剂治疗膝关节骨关节炎均有很好的证据支持，但鉴于其对胃肠道、心血管、肾脏系统的不良反应，大多数指南包括国内指南均将其列为次选药物。即使有一个更好的安全性 COX-2 抑制剂，亦存在潜在心血管及胃肠道风险。建议在使用非甾体抗炎药同时使用质子泵抑制剂，尤其是非选择性非甾体抗炎药，能够显著降低相对和绝对消化不良风险。

中成药是我国骨关节炎治疗中的特色方式，骨关节炎的中药治疗早在《黄帝内经》及《伤寒杂病论》中便有记载。口服、外用及熏蒸疗法对于骨关节的肿胀，疼痛及功能的改善均有一定的作用，但中药往往需要多种药物相互配合方可起效，故治疗机制往往并不明确，Bo Chen 等对传统中药治疗骨关节炎进行了 Meta 分析得出类似的结论，在研究中显示对于骨关节炎的治疗采用了平均 8 种中草药，与口服 NSAID 及关节腔注射透明质酸钠相比较有 18 篇文章在 VAS 评分上有了显著提高，8 篇文章在 WOMAC 评分上有了显著的提高，并且与西医治疗相比，中药治疗有更小的不良作用。然而，中药在临床上的治疗个体差异明显，尽管存在一些局限性，但中医药对骨关节炎的治疗仍有一定

研究价值，并且对于骨关节炎疼痛的缓解可起到良好作用。

（2）注射类药物

①透明质酸（hyaluronic acid）又名玻璃酸钠（sodiumhyaluronate），是一种高分子量的多糖，透明质酸既具有生物活性，又有物理性质，是多糖的唯一性。透明质酸在细胞周围的基质上发现，广泛分布于各种体液及组织中，如玻璃体和关节软骨，是一种正常的关节滑液，对关节内稳态起着重要作用。透明质酸在基质中的主要作用是保持其黏弹性，为软骨提供负载保护。在国内的指南中透明质酸可以用于骨关节炎患者的治疗，但是 AAOS 及 NICE 均给出了反对使用的建议，还有一些国外的指南给出了不确切的治疗效果（表 1）。

表1　各指南推荐的常用药物治疗方法

	中华医学会骨科学分会	中华医学会风湿病学分会	ACR	AAOS	OARSI	NICE	RACGP
对乙酰氨基酚	次选	首选	有条件推荐首选	无法给出建议	合适	首选	A
口服 NSAID 及 COX-2 抑制剂	三线	次选有胃肠道危险选用 COX-2 抑制剂	有条件推荐次选有胃溃疡时选用 COX-2 抑制剂	推荐	合适	次选与质子泵抑制剂联用	B
外用非甾体抗炎药	首选	可以	有条件推荐次选	推荐	合适	首选	C

中国医学临床百家

续表

	中华医学会骨科学分会	中华医学会风湿病学分会	ACR	AAOS	OARSI	NICE	RACGP
辣椒碱	首选	可以	不推荐	无法给出建议	合适	可以	D
曲马多	四线	三线	有条件推荐	推荐			A
阿片类药物	四线	三线	无推荐	无法给出建议	不确定	次选	A
氨基葡萄糖	可以	可以	不推荐	不推荐	不确定	不可以	C
硫酸软骨素		可以	不推荐	不推荐	不确定	不可以	不建议，C
关节腔内注射激素	口服药无效时	可以	有条件推荐次选	无法给出建议	合适	可以	B
关节腔内注射玻璃酸钠	可以	可以	无推荐	不推荐	不确定	不可以	C

注：ACR 指南，推荐 / 不推荐：强证据；有条件推荐：弱证据或者不确定；无推荐：没有证据。AAOS 指南，推荐 / 不相荐：强证据；建议：中等证据；可以：有限证据；无法给出建议：证据不足。OARSI 指南，使用 9 分评分，合适：7～9 分；不确定：4～6 分；不合适：1～3 分。RACGP 指南，A：优秀证据；B：好的证据；C：部分证据；D：弱证据。NSAID= 非甾体抗炎药，COX-2=环氧酶 -2。

　　我们在日常的临床工作中发现很多患者在使用了该类药物确实在骨关节炎的早、中期时有一定的效果，且患者主观上有意愿使用，考虑其安全性较好，不良反应较少，对于临床上这类患者是可以使用的。

②几丁糖注射治疗同样是骨关节炎穿刺治疗的一种方案，它具有无毒、无刺激性，不会产生抗原的特性，并且可以被人体吸收，在几丁糖的治疗过程中它可以诱导软骨细胞的重建，在软骨组织工程中为软骨组织提供支架结构，使得软骨细胞或干细胞可以帮助软骨组织修复，几丁糖的降解产物是氨基葡萄糖，同样是治疗骨关节炎的特定药物，故几丁糖对于骨关节炎的治疗是有益处的，临床研究还较少，临床疗效需要进一步的确认。

③富血小板血浆注射（platelet-rich plasma）是一种简单、成本低、微创的方法，是治疗退行性病变的生物学方法，是一种细胞基础上的治疗方案，是通过抽取自体血进行离心得到的制剂，所以相对有较好的安全性。血小板可释放三种生长因子：血小板衍生生长因子（PDGF）、转化生长因子 $-\beta_1$（TGF-β_1）和转化生长因子 $-\beta_2$（TGF-β_2）。转化生长因子 $-\beta$ 附着于骨前体细胞和间充质干细胞使其发生有丝分裂并分化为成骨细胞，进而分化为骨细胞并形成类骨质，其能够抑制软骨的损伤与破坏。Kon 等做了多项相关研究，显示应用 PRP 技术后，患者的疼痛和 WOMAC 评分较应用透明质酸的患者均有改善，且与 BMI 可能相关，尤其 BMI 低的年轻男性患者会有积极作用，我们对 Gormeli 等的文献进行了分析，发现该类治疗在短期随访时并没有改善患者情况的一致性结论；在中期随访时可以改善骨关节患者的疼痛及生活质量，在功能的改善上并不能得出一致的结论；这几项研究最长持续了 6 个月，故没有长期随访的疗效分析。由于该种治疗多

数均是与透明质酸形成对照研究，且样本量偏小，故我们认为该种治疗方案还需要更大样本量的标准化对照研究来证实疗效。

（3）外用药物主要是指外用 NSAID 及辣椒碱。除 ACR 指南外，国内外多个指南如中华医学会骨科学分会、中华医学会风湿病学分会、OARSI、NICE 等均首选或支持使用外用药物（表1）。但外用药物不能忽视的问题就是皮肤过敏等情况，应用辣椒碱类药物的患者还常有皮肤烧灼的感觉。

药物治疗是目前膝关节骨关节炎非手术治疗中的重要组成部分，是转向手术治疗的最后一道防线。在药物治疗中也有诸多不确定因素，如硫酸氨基葡萄糖治疗，关节腔内注射治疗的有效性，镇痛药物治疗的安全性等。这些年也有很多技术日趋成熟，如富血小板血浆注射治疗等，而干细胞治疗技术的发展也对骨关节炎保守治疗提供了新的选择。无论是药物或是技术的发展，这类治疗方式的前提必然是患者的安全，只有在这样的前提下进行不断的个体化治疗才终能得到满意的疗效。

膝关节骨关节炎的非手术治疗多种多样，我们在此将日常及文献中常用的、常提到的一些治疗方案做了归纳分析。很多非手术治疗的疗效并不稳定，需要进行个体化治疗方案的设定，且治疗通常并不单一，需要多种治疗循序渐进，多管齐下进行治疗，在引进新技术时一定要考虑地域特点、经济成本及最终疗效的多方面因素。药物治疗上也需考虑药物的安全性问题及患者治疗的主观接受度。新的药物治疗方法还需要长期随访进行疗效的确定。

参考文献

1. Koli J，Multanen J，Kujala U M，et al. Effects of Exerciseon Patellar Cartilage in Women with Mild Knee Osteoarthritis. Medicine & Science in Sports & Exercise.2015，47（9）：1767-1774.

2. Schlenk E A，Lias J L，Sereika S M，et al.Improving physical activity and function in overweight and obese older adults with osteoarthritis of the knee: a feasibility study.Rehabil Nurs，2011，36（1）：32-42.

3. Bruce-Brand R A，Walls R J，Ong J C，et al.Effects of home-based resistance training and neuromuscular electrical stimulation in knee osteoarthritis: a randomized controlled trial.BMC Musculoskelet Disord. 2012，13：118.

4. Wortley M，Zhang S，Paquette M，et al. Effects of resistance and Tai Ji training onmobility and symptoms in knee osteoarthritis patients. Journal of Sport and Health Science，2013，（4）：209-214.

5. Rogers M W，Tamulevicius N，Semple S J，et al. Efficacy of home-based kinesthesia，balance & agility exercise training among persons with symptomatic knee osteoarthritis. J Sports Sci Med. 2012，11（4）：751-758.

6. Ju S B，Park G D，Kim S S. Effects of proprioceptive circuit exercise on knee joint pain and muscle function in patients with knee osteoarthritis. J Phys Ther Sci，2015，27（8）：2439-2441.

7. Knoop J，Dekker J，van der Leeden M，et al. Knee joint stabilization therapy

中国医学临床百家

in patients with osteoarthritis of the knee: a randomized, controlled trial. Osteoarthritis Cartilage. 2013, 21 (8): 1025-1034.

8. Wortley M, Zhang S, Paquette M, et al. Effects of resistance and Tai Ji training on mobility and symptoms in knee osteoarthritis patients. Journal of Sport and Health Science, 2013, 209-214.

9. Tsai P F, Chang J Y, Beck C, et al. A pilot cluster-randomized trial of a 20-week Tai Chi program in elders with cognitive impairment and osteoarthritic knee: effects on pain and other health outcomes. J Pain Symptom Manage, 2013, 45 (4): 660-669.

10. Wang C, Schmid C H, Iversen M D, et al. Comparative Effectiveness of Tai Chi Versus Physical Therapy for Knee Osteoarthritis: A Randomized Trial. Annals of Internal Medicine, 2016, 165 (2): 77-86.

11. Cheung C, Wyman J F, Resnick B, et al. Yoga for managing knee osteoarthritis in older women: a pilot randomized controlled trial. BMC Complement Altern Med, 2014, 14: 160.

12. Yildirim N, Filiz Ulusoy M, Bodur H. The effect of heat application on pain, stiffness, physical function and quality of life in patients with knee osteoarthritis. J Clin Nurs, 2010, 19 (7-8): 1113-1120.

13. Hsieh R L, Lo M T, Lee W C, et al. Therapeutic effects of short-term monochromatic infrared energy therapy on patients with knee osteoarthritis: a double-blind, randomized, placebo-controlled study.J Orthop Sports Phys Ther, 2012, 42 (11): 947-956.

14. Cakir S, Hepguler S, Ozturk C, et al. Efficacy of therapeutic ultrasound for the management of knee osteoarthritis: a randomized, controlled, and double-blind study. Am J Phys Med Rehabil, 2014, 93 (5): 405-412.

15. Kulisch A, Benko A, Bergmann A, et al. Evaluation of the effect of Lake Heviz thermal mineral water in patients with osteoarthritis of the knee: a randomized, controlled, single-blind, follow-up study. Eur J Phys Rehabil Med, 2014, 50 (4): 373-381.

16. Fioravanti A, Bacaro G, Giannitti C, et al. One-year follow-up of mud-bath therapy in patients with bilateral knee osteoarthritis: a randomized, single-blind controlled trial. Int J Biometeorol, 2015, 59 (9): 1333-1343.

17. Mahboob N, Sousan K, Shirzad A, et al. The efficacy of a topical gel prepared using Lake Urmia mud in patients with knee osteoarthritis. J Altern Complement Med, 2009, 15 (11): 1239-1242.

18. Gschiel B, Kager H, Pipam W, et al. Analgesic efficacy of TENS therapy in patients with gonarthrosis. A prospective, randomised, placebo-controlled, double-blind study. Schmerz. 2010, 24 (5): 494-500.

19. Palmer S, Domaille M, Cramp F, et al. Transcutaneous electrical nerve stimulation as an adjunct to education and exercise for knee osteoarthritis: a randomized controlled trial. Arthritis Care Res (Hoboken), 2014, 66 (3): 387-394.

20. Mizusaki Imoto A, Peccin S, Gomes da Silva K N, et al. Effects of neuromuscular electrical stimulation combined with exercises versus an exercise program on the pain and the function in patients with knee osteoarthritis: a randomized controlled

trial. Biomed Res Int，2013，2013：272 018.

21. Elboim-Gabyzon M，Rozen N，Laufer Y. Does neuromuscular electrical stimulation enhance the effectiveness of an exercise programme in subjects with knee osteoarthritis? A randomized controlled trial. Clin Rehabil，2013，27（3）：246-257.

22. Dündar Ü，Aşık G，Ulaşlı A M，et al. Assessment of pulsed electromagnetic field therapy with Serum YKL-40 and ultrasonography in patients with knee osteoarthritis. Int J Rheum Dis，2015.

23. Bagnato G L，Miceli G，Marino N，et al. Pulsed electromagnetic fields in knee osteoarthritis: a double blind，placebo-controlled，randomized clinical trial. Rheumatology（Oxford）. 2016，55（4）：755-762.

24. Avelar N C，Simao A P，Tossige-Gomes R，et al. The effect of adding whole-body vibration to squat training on the functional performance and self-report of disease status in elderly patients with knee osteoarthritis: a randomized，controlled clinical study. J Altern Complement Med，2011，17（12）：1149-1155.

25. Sattari S，Ashraf A R. Comparison the effect of 3 point valgus stress knee support and lateral wedge insoles in medial compartment knee osteoarthritis. Iran Red Crescent Med J，2011，13（9）：624-628.

26. Rodrigues P T，Ferreira A F，Pereira R M，et al. Effectiveness of medial-wedge insole treatment for valgus knee osteoarthritis. Arthritis and rheumatism，2008，59（6）：603-608.

27. Koca B，Oz B，Olmez N，et al. Effect of lateral-wedge shoe insoles on pain and function in patients with knee osteoarthritis.Turkiye Fiziksel Tip ve Rehabilitasyon

Dergisi, 2009, 55 (4): 158-162.

28. Trombini-Souza F, Matias A B, Yokota M, et al. Long-term use of minimal footwear on pain, self-reported function, analgesic intake, and joint loading in elderly women with knee osteoarthritis: A randomized controlled trial. Clin Biomech (Bristol, Avon), 2015, 30 (10): 1194-1201.

29. Zhang Y, Shen C L, Peck K, et al. Training Self-Administered Acupressure Exercise among Postmenopausal Women with Osteoarthritic Knee Pain: A Feasibility Study and Lessons Learned. Evid Based Complement Alternat Med, 2012, 2012: 570 431.

30. Dwyer L, Parkin-Smith G F, Brantingham J W, et al. Manual and manipulative therapy in addition to rehabilitation for osteoarthritis of the knee: assessor-blind randomized pilot trial. J Manipulative Physiol Ther, 2015, 38 (1): 1-21.

31. Perlman A I, Ali A, Njike V Y, et al. Massage therapy for osteoarthritis of the knee: a randomized dose-finding trial. PLoS One, 2012.

32. Messier S P, Mihalko S L, Legault C, et al. Effects of intensive diet and exercise on knee joint loads, inflammation, and clinical outcomes among overweight and obese adults with knee osteoarthritis: the IDEA randomized clinical trial. Jama, 2013, 310 (12): 1263-1273.

33. Somers T J, Blumenthal J A, Guilak F, et al. Pain coping skills training and lifestyle behavioral weight management in patients with knee osteoarthritis: a randomized controlled study. Pain, 2012, 153 (6): 1199-1209.

34. Coleman S, Briffa N K, Carroll G, et al. A randomised controlled trial of a

self-management education program for osteoarthritis of the knee delivered by health care professionals. Arthritis Res Ther，2012，14（1）：R21.

35. Anwer S，Alghadir A，Brismee J M. Effect of Home Exercise Program in Patients With Knee Osteoarthritis：A Systematic Review and Meta-analysis. J Geriatr Phys Ther，2016，39（1）：38-48.

36. Sawitzke A D，Shi H，Finco M F，et al. Clinical efficacy and safety of glucosamine，chondroitin sulphate，their combination，celecoxib or placebo taken to treat osteoarthritis of the knee：2-year results from GAIT. Ann Rheum Dis,2010,69(8): 1459-1464.

37. Hochberg M C，Martel-Pelletier J，Monfort J，et al. Combined chondroitin sulfate and glucosamine for painful knee osteoarthritis：A multicentre，randomised，double-blind，non-inferiority trial versus celecoxib. Annals of the Rheumatic Diseases，2016，75：37-44.

38. Bellare N，Argekar H，Bhagwat A，et al. Glucosamine and chondroitin sulphate supplementation along with diet therapy provides better symptomatic relief in osteoarthritic patients as compared to diet therapy alone. International Journal of Pharmaceutical Sciences Review and Research，2014，215-223.

39. Zegels B，Crozes P，Uebelhart D，et al. Equivalence of a single dose（1200 mg）compared to a three-time a day dose（400mg）of chondroitin 4&6 sulfate in patients with knee osteoarthritis. Results of a randomized double blind placebo controlled study. Osteoarthritis Cartilage，2013，21（1）：22-27.

40. Kahan A，Uebelhart D，De Vathaire F，et al.Long-term effects of chondroitins

4 and 6 sulfate on knee osteoarthritis：the study on osteoarthritis progression prevention，a two-year，randomized，double-blind，placebo-controlled trial. Arthritis Rheum，2009，60（2）：524-533.

41. 栗占国，任立敏. 氨基葡萄糖治疗骨关节炎的依据和必然趋势. 中华风湿病学杂志，2016，4：217-219.

42. Machado G C，Maher C G，Ferreira P H，et al. Efficacy and safety of paracetamol for spinal pain and osteoarthritis：systematic review and meta-analysis of randomised placebo controlled trials. BMJ，2015，350：h1225.

43. 朱瑞博，颜连启，孙钰. 膝关节骨性关节炎非手术治疗的研究进展. 中华临床医师杂志（电子版），2016，10（20）：3122-3126.

44. 陈庆奇，龚敬乐. 基于国内外指南的适用于我国全科医疗的膝骨关节炎诊治流程. 中国全科医学，2016，19（2）：125-129.

45. Chen Q，Shao X，Ling P，et al. Recent advances in polysaccharides for osteoarthritis therapy. Eur J Med Chem，2017，139：926-935.

46. Kon E，Mandelbaum B，Buda R，et al. Platelet-Rich Plasma Intra-Articular Injection Versus Hyaluronic Acid Viscosupplementationas Treatments for Cartilage Pathology：From Early Degeneration to Osteoarthritis. Arthroscopy，2011，27（11）：1490-1501.

47. Gormeli G，Gormeli C A，Ataoglu B，et al. Multiple PRP injections are more effective than single injections and hyaluronic acid in knees with early osteoarthritis：a randomized，double-blind，placebo-controlled trial. Knee Surg Sports Traumatol Arthrosc，2017，25（3）：958-965.

48. Rayegani S M, Raeissadat S A, Taheri M S, et al. Does intra articular platelet rich plasma injection improve function, pain and quality of life in patients with osteoarthritis of the knee? A randomized clinical trial. Orthop Rev (Pavia). 2014, 6 (3): 5405.

49. Simental-Mendia M, Vilchez-Cavazos J F, Pena-Martinez V M, et al. Leukocyte-poor platelet-rich plasma is more effective than the conventional therapy with acetaminophen for the treatment of early knee osteoarthritis. Arch Orthop Trauma Surg, 2016, 136 (12): 1723-1732.

50. Newberry S J, Fitzgerald J, Soohoo N F, et al.Treatment of Osteoarthritis of the Knee: An Update Review [Internet]. Agency for Healthcare Research and Quality (VS), 2017.

51. English K, Mahon B P, Wood K J. Mesenchymal stromal cells: role in tissue repair, drug discovery and immune modulation. Current Drug Delivery, 2014, 11 (5): 561-571.

52. Fong E L, Chan C K, Goodman S B.Stem cell homing in musculoskeletal injury. Biomaterials, 2011, 32 (2): 395-409.

53. Singer N G, Caplan A I. Mesenchymal Stem Cells: Mechanisms of Inflammation. Annual Review of Pathology, 2011, 6 (1): 457-478.

54. Xing D, Wang Q, Yang Z, et al. Mesenchymal stem cells injections for knee osteoarthritis: a systematic overview. Rheumatology International, 2017, (4): 1-13.

张绍龙　整理

膝关节骨关节炎的间充质干细胞治疗方兴未艾

如前文所述，骨关节炎的非手术治疗仅对于软骨损伤程度较轻、病程较短的患者有一定效果。但是，膝关节骨关节炎的本质是关节软骨的损伤，而关节软骨作为透明软骨，缺乏血供，自我修复能力较差，前述非手术治疗并不能修复关节软骨，因此大多仅能缓解症状，并不能从病因层面对骨关节炎进行根本性的治疗。而间充质干细胞（mesenchymal stem cells，MSCs）具有自我更新和分化能力，并能够对损伤组织的细胞扩增、细胞迁移及免疫或代谢状况进行干预，从而对很多疾病起到治疗作用。MSCs 在心脏、血管、肝脏、肾脏等诸多疾病的治疗中已被证实具有较好的治疗效果，其在膝关节骨关节炎中的应用也很快成了研究热点，至今方兴未艾。本章将对间充质干细胞治疗膝关节骨关节炎的产品化现状、临床应用现状及机制研究现状进行简要阐述。

18. 将干细胞通过注射的方式置入为临床上治疗膝关节骨关节炎的主要手段

早在 1985 年，已有学者开始将软骨下微骨折技术应用于关节镜术中，试图通过骨髓刺激的方式来进行修复软骨缺损，获得了较好的效果。所谓"刺激骨髓"对膝关节骨关节炎进行缓解的原理，其中一种较为重要的机制便是刺激骨髓来源的 MSCs 发挥作用，对损伤软骨进行修复。2002 年，Wakitani 等首先报道了MSCs 在治疗骨关节炎方面能够在关节镜下及组织学上的有良好表现，此后，大量学者进行了关于 MSCs 治疗膝关节骨关节炎软骨缺损的研究。

人体 MSCs 来源较为丰富，从脐带、骨髓、肌肉、脂肪、骨膜、滑膜、滑液等组织中均可获取用于软骨缺损治疗的 MSCs，其中脐带、脂肪、骨髓来源的 MSCs 是目前商业化产品、临床试验和基础研究中应用较为广泛的类型。但是越来越多的研究表明，骨髓、滑膜、骨膜来源的 MSCs 拥有更强的软骨发生潜能。目前临床上获取 MSCs 所采用的常规技术流程为：通过穿刺等方法获取到相应组织的细胞，经过单核细胞浓聚或细胞分离等手段，对获取到的 MSCs 进行纯化与鉴定，导出后进行临床应用。在进行移植等实际应用之前，可选择进行或不进行 MSCs 的体外扩增——若进行体外扩增，可同时进行 MSCs 的纯化及鉴定，并调整、选择进行注射等临床应用的细胞用量，但同时，体外扩增可能会影响细胞的分化潜能。

在临床应用的具体技术方面，可通过注射等方式直接向关节腔内植入 MSCs，也可配合载 MSCs 支架、富血小板血浆（platelet rich plasma，PRP）等其他材料植入。注射的优势在于方便快捷，不需要有创手术手段，但细胞存活时间短，且无法特异性地定位于软骨损伤部位。支架植入往往需要通过关节镜等有创手段才能施行，但定向更为准确，更有利于 MSCs 的增殖与分化。

国外关于 MSCs 治疗膝关节骨关节炎的研究起步较早，并且已经取得了部分产品化成果。世界上第一例在国家层面获得批准的间充质干细胞治疗膝关节骨关节炎的产品是由韩国首尔 Medipost 公司开发的 Cartistem™，该产品是将培养扩增的同种异体脐带来源 MSCs 和透明质酸水凝胶形成的复合物，在 2012 年已通过韩国 FDA 认证，2017 年已在美国 FDA 完成 II 期临床试验。其产品在韩国的应用经过 7 年的随访已初步证实其安全性，并通过关节镜及 MRI 检查确认了软骨再生的情况，认为取得了较为满意的软骨再生效果。

国内目前尚未形成可投放市场的成熟产品，但西比曼生物科技（上海）有限公司已经在上海仁济医院完成了自体脂肪来源 MSCs 的 II 期临床试验。此外，该公司在上海仁济医院开展的同种异体脂肪来源 MSCs 的 I 期临床试验、在上海交通大学医学院附属第九人民医院和中国武警总医院开展的自体脂肪来源 MSCs

的Ⅱ期临床试验也正在招募中。此外，深圳合一康生物公司在广州医科大学附属第五医院开展的脐带来源 MSCs Ⅰ期临床试验、山东聊城市人民医院开展的脐带来源 MSCs 的Ⅰ期及Ⅱ期临床试验均在招募中。

从上述情况来看，MSCs 的产品化进程在国内外均呈现出较为乐观的前景，其大规模的临床应用也许就在不远的将来。

19. 干细胞治疗骨关节炎的原理尚不完全明确

软骨发生的分化过程非常复杂，是转录因子、胞外生长因子、信号转导通路相互作用构成的网络。虽然目前已知，骨髓间充质干细胞的软骨发生分化潜能与转录因子 sox-9、runx-2 及 TGF-β_3、骨形态发生蛋白（bone morphogenetic protein，BMP）等均有重要的关联，但软骨在少年、儿童中得以维持生长的机制、软骨发育终止的机制、成年人损伤软骨的自我修复机制等问题均未得到分子水平或基因水平的详尽解释。

而关于 MSCs 在膝关节骨关节炎中发挥软骨修复作用的机制则更加不明确。传统观点曾认为，MSCs 修复软骨是因为它们可以直接黏附于软骨损伤部位并直接分化为软骨细胞，但此观点已被逐渐抛弃。北京大学第一医院曹永平等对注入大鼠关节腔的骨髓来源 MSCs 进行了绿色荧光蛋白示踪检测，但在关节软骨中未观测到荧光表达，同时在关节滑膜组织内可观测到荧光表达。另有一些研究表明，移植后示踪标记的 MSCs 主要分布于滑膜及半月板，重建的组织也主要来自非移植的细胞，这些研究在马、羊、兔、大鼠、小鼠及豚鼠等模型中均有类似结果。这表明MSCs 并未居留于软骨部位，因此很可能通过其他途径对软骨的修复进行了影响。

近年来的主流观点多认为，MSCs 治疗 OA 的原理以旁分泌等诱导作用或免疫调节等作用为主。已有多项研究证实，干细胞植入缺血组织后并未分化为相应的心肌细胞、内皮细胞、肾小管上皮细胞等靶组织细胞，但却通过抗凋亡、抗炎、促进增殖和增强存活等效应明显改善缺血后心脏、肢体和肾脏等器官功能。但是，MSCs 促进组织修复的具体机制尚未完全明确，目前认为间充质干细胞可以对软骨细胞有营养作用和归巢作用，对于软骨缺血及坏死部位进行主动迁移修复，并且还具有免疫抑制及抗炎作用。在不同来源的 MSCs 对比研究方面，近年来滑膜来源 MSCs 已成为骨关节方面研究的热点，是软骨发生能力较强的干细胞类型。近年来的研究发现，滑膜来源 MSCs 在体外扩增时加入合适的软骨发生促进性生长因子，便可分泌产生与软骨细胞相似的胞外基质成分，如Ⅱ型胶原和软骨蛋白多糖。

在这些研究中，MSCs 来源的胞外囊泡起到的作用越来越受到学者们的重视。但是，目前关于 MSCs 胞外囊泡的研究涵盖了所谓"基质囊泡""关节软骨来源胞外囊泡""外泌体"等概念，其定义与界定较为模糊。已有文献证明，来自 MSCs 的胞外囊泡在肿瘤、脏器损伤等疾病中已被发现有明确的治疗效果。而在骨科疾病方面，也已经有动物实验证实其可通过促进某些功能（如血管生成、细胞分化）促进小鼠模型中的骨骼肌修复和骨折愈合。而关节液中发现的胞外囊泡已被证实可调节滑膜细胞中趋化因子和细胞因子的释放，并且有研究发现，其 miRNA 的表达模式与滑膜组织分泌的 miRNA 相似。考虑到关节液来源的 MSCs 在表型及基因表达谱方面与滑膜来源 MSCs 也非常接近，这些发现可能为滑膜来源干细胞具有更强成软骨活性的机制带来一定的启示。

20. 干细胞疗法的安全性较好，但在有效性方面尚缺乏更加有力的证据

已经有较多研究对注射 MSCs 治疗膝关节骨关节炎的安全性进行了评估。虽然大部分研究均认为 MSCs 治疗膝关节骨关节炎是安全的，但是也有部分研究质疑脂肪来源的 MSCs 的安全性，甚至有研究在长期培养中发现 MSCs 有恶变趋势。虽然这些研究中的大部分由于存在争议而被撤回，但进一步进行验证似乎仍然是有必要的。

但是，在 MSCs 治疗膝关节骨关节炎的有效性方面，仍没有确切的定论。虽然前文所述 Cartistem™ 已在研究中被证实其效果较为满意，但结合更大规模、更严格的数据分析来看，MSCs 在现阶段治疗膝关节骨关节炎的效果还是存在争议的。2015 年的一篇系统回顾纳入了 7 个 RCT 和对照性临床试验，涵盖了 314

例 KOA 诊断受试者，认为 MSCs 注射整体而言对膝关节骨关节炎患者的疼痛没有显著影响，而是在自我报告的躯体功能方面有所改善。但是，其中两项高质量试验（涵盖 94 例患者）的结果则显示 MSCs 注射对疼痛具有积极作用。北京大学人民医院林剑浩团队在 2017 年也对文献进行了系统回顾评价，认为间充质干细胞注射治疗骨关节炎是基本安全的，但其有效性需要进一步确认，并需要更多有严格标准化方法的研究进行进一步的证实。而 2017 年的另一篇系统回顾则更为谨慎，该回顾纳入了 5 个随机对照试验和 1 个非随机对照试验，确认为这 6 项研究均存在较高的偏移风险，虽然提示了 3 ～ 4 级支持干细胞注射治疗膝关节骨关节炎的证据，但该系统回顾认为，在缺乏高水平证据的情况下，不推荐干细胞注射治疗 KOA。

综上，以现状而言，MSCs 治疗膝关节骨关节炎在临床上尚未得到大规模的实践应用，其发挥作用的机制也并不完全明确，但诸多研究已经证实了该疗法的安全性，其有效性随着技术的进步与新技术的不断发明也在不断改善，是一种前景较为乐观、有望将来在病因学水平从根本上治疗膝关节骨关节炎的新技术。

参考文献

1. Steadman J R，Rodkey W G，Rodrigo J J.Microfracture：surgical technique and rehabilitation to treat chondral defects. Clin Orthop Relat Res，2001，391 Suppl：S362-S369.

2. Murdoch A D, Hardingham T E, Eyre D R, et al. The development of a mature collagen network in cartilage from human bone marrow stem cells in Transwell culture. Matrix Biol, 2016, 50：16-26.

3. Sakaguchi Y, Sekiya I, Yagishita K, et al. Comparison of human stem cells derived from various mesenchymal tissues：superiority of synovium as a cell source. Arthritis Rheum, 2005, 52（8）：2521-2529.

4. Yoshimura H, Muneta T, Nimura A, et al. Comparison of rat mesenchymal stem cells derived from bone marrow, synovium, periosteum, adipose tissue, and muscle. Cell Tissue Res, 2007, 327（3）：449-462.

5. Wyles C C, Houdek M T, Behfar A, et al. Mesenchymal stem cell therapy for osteoarthritis：current perspectives. Stem cells and cloning：advances and applications, 2015, 8：117-124.

6. Park Y B, Ha C W, Lee C H, et al. Cartilage Regeneration in Osteoarthritic Patients by a Composite of Allogeneic Umbilical Cord Blood-Derived Mesenchymal Stem Cells and Hyaluronate Hydrogel：Results from a Clinical Trial for Safety and Proof-of-Concept with 7 Years of Extended Follow-Up. Stem Cells Transl Med, 2017, 6（2）：613-621.

7. 崔云鹏, 曹永平, 刘恒, 等. 骨髓间充质干细胞治疗大鼠骨关节炎的实验研究. 北京大学学报（医学版）, 2015,（2）：211-218.

8. Murphy J M, Fink D J, Hunziker E B, et al. Stem cell therapy in a caprine model of osteoarthritis. Arthritis Rheum, 2003, 48（12）：3464-3474.

9. Grigolo B, Lisignoli G, Desando G, et al. Osteoarthritis treated with

mesenchymal stem cells on hyaluronan-based scaffold in rabbit. Tissue Eng Part C Methods, 2009, 15 (4): 647-658.

10. Alfaqeh H, Norhamdan M Y, Chua K H, et al. Cell based therapy for osteoarthritis in a sheep model: gross and histological assessment. Med J Malaysia, 2008, 63 Suppl A: 37-38.

11. Balsam L B, Wagers A J, Christensen J L, et al. Haematopoietic stem cells adopt mature haematopoietic fates in ischaemic myocardium. Nature, 2004, 428 (6983): 668-673.

12. Murry C E, Soonpaa M H, Reinecke H, et al. Haematopoietic stem cells do not transdifferentiate into cardiac myocytes in myocardial infarcts. Nature, 2004, 428 (6983): 664-668.

13. Kinnaird T, Stabile E, Burnett M S, et al. Marrow-derived stromal cells express genes encoding a broad spectrum of arteriogenic cytokines and promote in vitro and in vivo arteriogenesis through paracrine mechanisms. Circ Res, 2004, 94 (5): 678-685.

14. Di Campli C, Zocco M A, Saulnier N, et al. Safety and efficacy profile of G-CSF therapy in patients with acute on chronic liver failure. Dig Liver Dis, 2007, 39 (12): 1071-1076.

15. Tögel F, Hu Z, Weiss K, et al. Administered mesenchymal stem cells protect against ischemic acute renal failure through differentiation-independent mechanisms. Am J Physiol Renal Physiol, 2005, 289 (1): F31-F42.

16. English K, Mahon B P, Wood K J. Mesenchymal stromal cells: role in tissue

repair，drug discovery and immune modulation. Curr Drug Deliv，2014，11（5）：561-571.

17. Fong E L，Chan C K，Goodman S B. Stem cell homing in musculoskeletal injury. Biomaterials，2011，32（2）：395-409.

18. Singer N G，Caplan A I. Mesenchymal stem cells：mechanisms of inflammation. Annu Rev Pathol，2011，6：457-478.

19. Koga H，Muneta T，Nagase T，et al. Comparison of mesenchymal tissues-derived stem cells for in vivo chondrogenesis：suitable conditions for cell therapy of cartilage defects in rabbit. Cell Tissue Res，2008，333（2）：207-215.

20. Sampat S R，O' Connell G D，Fong J V，et al. Growth factor priming of synovium-derived stem cells for cartilage tissue engineering. Tissue Eng Part A，2011，17（17-18）：2259-2265.

21. Fan J，Varshney R R，Ren L，et al. Synovium-derived mesenchymal stem cells：a new cell source for musculoskeletal regeneration. Tissue engineering Part B，Reviews，2009，15（1）：75-86.

22. Kim J H，Lee M C，Seong S C，et al. Enhanced proliferation and chondrogenic differentiation of human synovium-derived stem cells expanded with basic fibroblast growth factor. Tissue Eng Part A，2011，17（7-8）：991-1002.

23. Akyurekli C，Le Y，Richardson R B，et al. A systematic review of preclinical studies on the therapeutic potential of mesenchymal stromal cell-derived microvesicles. Stem cell reviews，2015，11（1）：150-160.

24. Rani S，Ryan A E，Griffin M D，et al. Mesenchymal Stem Cell-derived

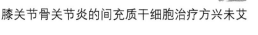

Extracellular Vesicles: Toward Cell-free Therapeutic Applications. Mol Ther, 2015, 23 (5): 812-823.

25. Phinney D G, Pittenger M F. Concise Review: MSC-Derived Exosomes for Cell-Free Therapy. Stem Cells, 2017, 35 (4): 851-858.

26. Furuta T, Miyaki S, Ishitobi H, et al. Mesenchymal Stem Cell-Derived Exosomes Promote Fracture Healing in a Mouse Model. Stem Cells Transl Med, 2016, 5 (12): 1620-1630.

27. Nakamura Y, Miyaki S, Ishitobi H, et al. Mesenchymal-stem-cell-derived exosomes accelerate skeletal muscle regeneration. FEBS Lett, 2015, 589 (11): 1257-1265.

28. Berckmans R J, Nieuwland R, Tak P P, et al. Cell-derived microparticles in synovial fluid from inflamed arthritic joints support coagulation exclusively via a factor VII-dependent mechanism. Arthritis Rheum, 2002, 46 (11): 2857-2866.

29. Murata K, Yoshitomi H, Tanida S, et al. Plasma and synovial fluid microRNAs as potential biomarkers of rheumatoid arthritis and osteoarthritis. Arthritis Res Ther, 2010, 12 (3): R86.

30. Morito T, Muneta T, Hara K, et al. Synovial fluid-derived mesenchymal stem cells increase after intra-articular ligament injury in humans. Rheumatology (Oxford), 2008, 47 (8): 1137-1143.

31. Freitag J, Bates D, Boyd R, et al. Mesenchymal stem cell therapy in the treatment of osteoarthritis: reparative pathways, safety and efficacy - a review. BMC musculoskeletal disorders, 2016, 17: 230.

32. Xia P，Wang X，Lin Q，et al. Efficacy of mesenchymal stem cells injection for the management of knee osteoarthritis：a systematic review and meta-analysis. Int Orthop，2015，39（12）：2363-2372.

33. Xing D，Wang Q，Yang Z，et al. Mesenchymal stem cells injections for knee osteoarthritis：a systematic overview. Rheumatol Int，2018，38（8）：1399-1411.

张克石　整理

膝关节骨关节炎的膝关节镜技术现状

21. 关节镜技术发展的历史回顾

关节镜手术的发展被认为是 20 世纪骨科手术里程碑式成就之一，20 世纪同样有里程碑意义的骨科手术发展是关节矫形和骨折内固定术。

关节镜的发展与 20 世纪之前的体腔内窥器有着很大的关系，1806 年维也纳 Joseph 外科医学研究院的 Philpp Bozzini 医师（1773—1809）设计了最早的膀胱镜，其主要由两根管子构成，以蜡烛作为光源，烛光经一根管子进入患者膀胱，另一根管子作为观察通道，其有别于之前的口腔、鼻腔、直肠和阴道等单通道窥器。但 Philpp Bozzini 的设计在当时并未得到认可。

1876 年，来自德国柏林的泌尿医师 Maximilian Nitze（1848—1906）介绍了用加热铂金环照明做膀胱镜。一年后，他在德国的 Stadtkrankenhaus Institut fur Pathologie 做首次的公开演示。同样在这个地方，50年后Michael Burman做了关节镜的尸体标本研究。

1880年爱迪生发明了白炽灯，解决了窥镜的照明问题，为内镜科学奠定了坚实基础。1886年，同样是Maximilian Nitze和来自奥地利维也纳的器械制造商Josef Leiter（1830—1892）设计了第一个集成照明的膀胱镜。最早记录用集成镜子观察膝关节内部是1912年，丹麦医师Dr. Severin Nordentoft在柏林举行的41届德国外科学术会上介绍了用一个5毫米直径的镜子观察膝关节内部。Dr. Severin Nordentoft首次使用了Arthroscopy这个单词，同时他也被认为是第一个关节镜医师。他建议用关节镜诊断早期的半月板损伤。

1918年，日本东京大学的Kenji Takagi（高木宪次，1888—1963）教授用膀胱镜观察了膝关节标本内部，早期他发明了7.3毫米直径的器械，这对于膝关节来说显然过大了。高木教授持续改造膀胱镜，到1931年，高木教授发明了高木1号关节镜，这是一个3.5毫米直径的器械，现在的关节镜基本是以这个版本为蓝图。高木教授不断改进，连续发明了高木1号到高木12号关节镜，这些镜子有着不同的视角，器械也足够细从而可以做基本的类似膝关节活检手术。高木教授同时探讨了在膝关节充盈生理盐水来提升关节腔的视野。1921年，瑞典的Eugen Bircher将Jacobeus腹腔镜用于膝关节检查，他的技术是往关节腔内充盈氮气和氧气扩张关节，并于1921—1922年间发表了关节镜诊断创伤性关节炎和急性半月板损伤论文。到1926年，Eugen Bircher

教授差不多做了 60 例关节镜手术。鉴于高木教授和 Bircher 在关节镜前期的很多探索性工作，历史上他们被认为是"关节镜之父"。

第二次世界大战之后，高木的学生 Masaki Watanabe（渡边正义，1911—1994）继承和发展了关节镜理论和技术。得益于日本光学和电子工业的发展，渡边发明了 13 号和 14 号关节镜。在 14 号关节镜的设计中，附加了单独的光源通道，这样就首次获得膝关节里面的彩色影像。在 1957 年巴塞罗那的第 7 届世界矫形外科和创伤协会大会上，渡边展示了自制关节镜的彩色录像，当时只吸引了少数的参会代表。他发表的《关节镜图谱》一书，于 1969 年修订再版，书中包含了大量的彩图和内镜照片。渡边对关节镜科学最重要的贡献是其 1958 年研制的 21 号关节镜，具有重要的里程碑意义。21 号镜子镜头有 101° 的视野，这接近于人眼的视野。21 号关节镜的每个镜头由匠人 Tsunekichi Fukuyo 手工研磨。渡边在日本光电公司 Kamiya Tsusan Kaisha 的辅助下把 21 号关节镜变成世界上第一个商业应用的关节镜。

渡边正义是把关节镜从单纯的观察诊断工具转化为关节镜手术治疗的第一人。1955 年渡边进行了第一个关节镜下膝关节巨细胞瘤手术，1961 年进行了关节镜下游离体手术，1962 年做了第一个关节镜下半月板成形术。渡边正义是个伟大的科学家和老师，他热心又无私地把关节镜知识传授给每一个感兴趣的医师。1974 年在美国费城成立的国际关节镜学会（international arthroscopy association，IAA），渡边正义担任了首届主席。渡边正义也是被公认为"现代关节镜之父"。

20世纪60年代，北美和欧洲学者纷纷前往日本学习，最具代表的人物是加拿大医师 Robert Jackson 和美国医师 Richard L O'Conner。Robert Jackson 担任了继渡边正义之后 IAA 的第二任主席；O'Conner 于1976年与 Dandy 合著《膝关节镜》一书出版，并于1978年组织了第一期关节镜手术学习班。从此，北美地区关节镜技术迅速发展，时至今日，北美地区活跃在关节镜外科领域的最前沿，代表着国际关节镜外科的最高水平。

20世纪70年代中期，随着光学、电子学和图像技术的发展，关节镜及其操作系统不断改进，尤其是摄像系统的微型化，使术者摆脱了肉眼观察、操作困难的尴尬局面，电视监视器视野清晰，利于手术操作，促进了关节镜外科水平的提高。同时，手术技术的提高又促进了关节镜器械的改良，目前关节镜技术的概念已经发生了根本性的变化，早已不仅仅是一种辅助的关节检查工具，而是作为关节外科和运动医学领域中重要的诊疗手段，得到了学术界、临床医学领域乃至公众的普遍认可。

关节镜技术和设备于20世纪70年代末至80年代初引入中国，首先在北京、上海等地开展了膝关节镜外科技术的临床应用。20世纪90年代后，随着新型高清晰度监视器和新一代高精密器械的引进及镜下操作技术的普及，我国的关节镜事业出现了跨越式的发展，目前我国关节镜治疗的疾病谱和疗效均接近北美水平，并呈现出良好的发展态势。鉴于我国的人口基数、劳动方式、受教育程度、机体解剖特点等人口学特征和国家近十年的经济、科技发展水平，以及社会医疗保障体系等因素的影响，我国关节镜微创治疗的事业，必将迎来第二次突飞猛进的发展。

22. 膝关节镜检查术干预膝关节骨关节炎的适应证与禁忌证

关节镜检查或镜下手术操作属于骨科微创技术，膝关节镜是目前评价关节软骨、半月板及交叉韧带损伤的金标准，可以直接观察透明软骨的磨损、剥脱及半月板、韧带的损伤程度。膝关节镜技术具有直观性强、创伤小、手术时间短、康复快、感染风险低等优点。相对于开放手术而言，更容易被患者接受。Jeffrey 等统计美国的关节镜手术量从 1994 年的每年近 57 万例飙升到 2006 年的 98 万多例，数量的增加说明技术日趋成熟，治疗的疾病谱逐渐在扩大。但是，关节镜也不是万能的。镜下操作不能显示软骨深层和软骨下骨质的改变，故不可能治愈骨关节炎，同时，通道技术本身也不可能彻底处理较大面积的病变。因此，根据其特点，膝关节镜有着较为固定的手术适应证和禁忌证。

适应证：

①膝关节疾病的诊断性检查术，包括对临床诊断不明确的膝关节紊乱的检查、关节内病变的活检、开放手术前的诊断证实、

全膝关节置换或单室骨关节炎胫骨高位截骨手术的术前评价等，以获取直观的病情资料；

②半月板或盘状软骨损伤和蜕变，包括全切除、次全切除、部分切除、缝合和盘状软骨成形；

③各种不同类型滑膜炎，包括类风湿关节炎、痛风性关节炎等滑膜病变的活检与滑膜切除；

④化脓性关节炎的关节清创与冲洗引流；

⑤滑膜皱襞综合征的皱襞切除；

⑥滑膜软骨瘤病及其他原因引起的关节内游离体或关节内异物摘除；

⑦关节内骨折的复位与内固定；

⑧交叉韧带损伤后的修复或重建手术。

禁忌证：

①关节手术部位软组织感染，可通过关节镜通道进入关节引发化脓性关节炎；

②关节间隙明显狭窄；

③关节僵直；

④严重出血性疾病；

⑤侵犯骨骼的病变，一些慢性关节炎的晚期，如类风湿关节炎、重度骨关节炎、色素绒毛结节性滑膜炎，病变侵犯软骨下骨。

23. 由于疗效不确切，国际指南往往不建议使用关节镜技术治疗骨关节炎

关节镜灌洗是最早用于治疗骨关节炎的方法之一。McLaren 等对 80 例骨关节炎患者进行了关节镜下清理术，并随访了两年，结果显示，关节镜下清理组中 75% 的患者临床症状缓解、功能改善；而对照组的比例只占 16%。Fond 等对 36 例骨关节炎患者采用了切除部分撕裂的半月板，清理将要脱落的软骨块和部分增生的骨赘，以及髁间窝成形术，通过 5 年的随访观察，25 例患者临床效果优良。

而 Ike 等通过对比研究发现，关节镜冲洗后仅能够在短期内减轻临床症状和恢复关节功能。

Moseley 等于 2002 年发表了具有里程碑意义的一篇文章，从根本上改变了膝关节镜技术在治疗骨关节炎治疗中的角色。Moseley 等设计了一个随机对照试验去检验膝关节镜手术下灌洗和清理手术的疗效。Moseley 等的实验采用严格的双盲分组和姑息手术组对照，进一步证实膝关节镜下灌洗和清理手术只起到了和安慰剂同样的效果。

Kirkley 的研究结论也同 Moseley 等的实验一致，在重度骨关节炎的患者中，关节镜下关节清理术不优于规律的物理治疗。

在 2013 年，Sihvonen 等通过对一组 146 人的实验研究，得出结论与 Kirkley 及 Moseley 等的结论相同：两组人员不论是手术组还是理疗组，在前两个月的观察中疼痛明显减轻且功能明显

改善，但是到 12 个月时，均没有显著改善。

针对上述争论，一些国际学术组织，包括美国风湿病学会（american college of rheumatology，ACR）、美国骨科医师学会（american academy of orthopaedic surgeons，AAOS）、 国 际骨关节炎研究学会（osteoarthritis research society international，OARSI），都在近几年发表的骨关节炎治疗指南中特别提及：不建议使用关节镜下灌洗和（或）清理手术治疗骨关节炎。

24. 结合间充质干细胞刺激等技术，关节镜治疗膝关节骨关节炎取得了一定的进展

《膝关节》杂志上的文章阐述，对于老年患者的膝关节骨关节炎，如果症状严重且 X 线片表现出明显的骨质疏松、关节间隙狭窄和多发骨赘形成，最好的治疗是全膝关节置换术；如果呈现单间室病变或孤立性髌股关节炎，则单髁置换或髌股关节置换是首选。

但是，对于创伤等特定原因造成的青年患者的膝关节骨关节炎，保守治疗效果不佳，该如何处理一直是一个难题。

虽然关节镜下灌洗、清理对膝关节骨关节炎的治疗意义不大，但关节镜下的其他技术操作或关节镜联合其他手术方式仍是各国临床医师不断实践、摸索的方向，毕竟关节镜技术有着微创、直观等其他手术方式不能替代的优势。以下列举几类比较有前景但尚未被公认和普及的镜下相关技术。

（1）间充质干细胞刺激技术

间充质干细胞刺激技术指的是在裸露的软骨下骨表面钻孔，达到血管层，可促进血凝块形成，同时暴露骨髓多能干细胞，后者具有向软骨细胞系分化的能力，最终在多种因素的共同作用下形成纤维软骨。主要包括钻孔、微骨折和打磨成形术。

①钻孔：有学者认为骨关节炎产生休息痛的原因之一是骨内压增高。而钻孔术则可能通过降低骨内压从而缓解疼痛。Pedersen 的一项非随机、对照研究显示关节镜钻孔术组比单纯关节镜检查组疼痛明显减轻。

②微骨折：微骨折技术是用骨钻在软骨下骨板上凿出多个间距 3～4mm、深 2～4 mm 的微孔，从而为血凝块和骨髓细胞分化形成稳定的修复组织创造一个最佳的环境。与钻孔术相比，微骨折术减少了组织热损伤，制出的粗糙面有利于血凝块黏附，可用不同角度的骨钻进入难以到达的间隙，不仅可以制出垂直于骨面的孔，还能更精确地控制孔的深度。动物实验和临床组织活检都显示微骨折术后的修复组织为纤维软骨和类透明软骨的混合物，其中含有 II 型胶原。微骨折术临床效果令人鼓舞，多数患者术后疼痛减轻，关节功能改善，关节间隙增加。但是，对于体重指数大、运动需求量大、病程时间长、下肢力线不良、关节软骨缺损范围广的病例，均不适用于微骨折手术。

③打磨成形术：关节镜下打磨成形术是一种全膝关节置换术的替代治疗。该术式包括一部分关节清理术的操作，如滑膜切

除、软骨塑形、半月板切除、骨赘去除等。然而它与普通的关节清理术最大的不同在于对局部硬化骨区的打磨。为了保护新生的纤维蛋白凝块不被移除，打磨成形术后应禁止负重两个月，然后逐步过渡到完全负重。打磨成形术主要适用于：重度退行性关节炎而不愿行全膝关节置换术的老年人、休息痛、关节渗出、放射学表现有骨面与骨面接触的退行性变、关节镜检证实有软骨下骨硬化。禁忌证有：严重力线不良、关节不稳定、肥胖、不能耐受术后禁止负重两个月者。

无论是钻孔、微骨折还是打磨成型术，都已出现多年，目前均不作为主流技术操作，钻孔和打磨成形术由于并发症较多，且远期疗效不确切，只是作为间充质干细胞刺激术的早期临床实践代表。微骨折技术仍沿用至今，但相关报道不多，骨关节炎诊疗指南中也并未提及，缺乏循证医学有效的证据。然而，临床上的不成功，并不能代表间充质干细胞刺激理念的不正确，只是尚未找到切实可行的操作技术。毕竟，间充质干细胞刺激术能够促进软骨下骨表层的再塑型，且全部操作可在关节镜下完成，具有创伤小、康复快等特点，对于年轻患者较小的软骨缺损治疗优势明显。

（2）软骨及软骨细胞移植术

①自体软骨移植术：软骨移植是治疗局限性软骨缺损的另一种方法，20 世纪 90 年代初，同种自体骨软骨移植开始进入临床应用阶段，1997 年 Hangody 等提出用"马赛克"移植技术

（Mosaicplasty）治疗关节软骨缺损和骨关节炎，软骨移植物的直径可达 10mm，据 2003 年的报道，92% 的股骨软骨移植、87% 的胫骨平台移植和 79% 的髌骨移植术后都获得了优良效果。尤其对于年轻的运动员，自体软骨移植术比微骨折效果更佳，病例中 92% 返回了原先的体育运动，而微骨折病例中仅有 52%。

②自体软骨细胞移植术：自体软骨细胞移植是采集自体的健康软骨细胞经体外培养后修复全层软骨缺损的技术。手术须分两期进行：一期手术在关节镜下采集正常的软骨组织，取材处可选滑车上内侧缘和内侧髁外侧面。取得的软骨细胞在体外培养液中培养 4 ～ 6 周。然后行二期手术，首先在近端胫骨取一片与软骨缺损大小相近的骨膜，将其缝合到位以覆盖软骨缺损区，最后将体外培养的自体软骨细胞注射到骨膜下。术后需 8 周的康复才能恢复至正常活动，1 年后可从事体育运动。这一手术适用的软骨缺损直径可达 35 mm，深度不超过 10 mm。有研究显示自体软骨细胞移植疗效优于自体软骨移植，术后功能评分优良率分别为 88% 和 69%，术后一年关节镜下发现软骨修复的优良率分别为 82% 和 34%。

总的来说，自体软骨移植术的优点在于是一次性完成的手术，无需依赖实验室条件进行软骨细胞培养，适用于小型至中型的关节负重面软骨缺损，缺点在于易受限于软骨缺损的大小和位置。而自体软骨细胞移植能修复的软骨缺损面积更大，但手术需分两期进行且二期手术需切开关节，同时费用昂贵，另有报道指出软骨细胞移植存在移植物过度增殖、骨膜与受区软骨接合不全、关节纤维化等并发症。

（3）组织工程技术

Marcacci 等首先描述了一种利用组织工程软骨移植物修复膝关节软骨缺损的外科技术。他们用透明质酸苯甲酯网架作为载体，将从患者体内采集到的软骨细胞经过 3 周的体外培养扩增后种植在网架上，二期手术时，通过关节镜通道将上述"细胞－生物材料复合物"夯实在软骨缺损之处。该技术可以避免切开关节，无须取骨膜，手术时间短，移植物过度增殖少。但缺点在于不能治疗髌骨沟、股骨髁后方及胫骨平台的软骨缺损，且目前的技术水平同样不适用于较大面积软骨缺损的治疗。Kon 等系统回顾了近 10 年来的多种"细胞－生物材料复合物"移植方法，认为这项热点技术是目前非常有前景的软骨修复手段，虽然当前的循证医学证据并不支持它比传统的软骨细胞移植术效果更佳。

（4）骨髓间充质干细胞移植术

骨髓间充质干细胞是一种具有高度自我更新能力和多向分化潜能的细胞，具有多向分化、低免疫原性和免疫调节功能，常用于免疫调节、减轻炎症反应和损伤修复。吕晓霞等采用自体骨髓间充质干细胞移植治疗膝关节骨关节炎，效果良好，认为该法并发症较少，而且能够提高关节功能，适用于治疗早期关节炎患者。但是该技术尚缺乏统一鉴定标准，如种子细胞的保存、产生的软骨组织的生物力学性能等，有待进一步试验研究。

25. 关节镜技术在膝关节骨关节炎的治疗方面不是主流技术

受益于科技的进步，自 20 世纪下半叶开始关节镜技术日趋成熟，目前膝关节疾病的关节镜手术治疗例数明显超过物理治疗的数量，一些传统的开放手术也逐步被镜下操作取代，尤其在半月板手术和交叉韧带重建术方面，其直观、微创等优势突显。然而，关节镜技术也不是万能的，在骨关节炎的治疗方面，当前的镜下技术还不能作为主导，但是"微创"永远是外科治疗发展的大方向，世界各地的医师和学者们一直在探索更为经济、有效、疼痛少的骨关节炎治疗手段。

参考文献

1. Katz J N, Brownlee S A, Jones M H. The role of arthroscopy in the management of knee osteoarthritis. Best Practice & Research Clin Rheumatol, 2014, 28（1）：143-156.

2. Fond J, Rudin D, Ahmad S, et al. Arthroscopic debridement of osteoarthritis of the knee 2- and 5-year results. Arthroscopy, 2002, 18（8）：829-834.

3. Ike R W, Arnold W J, Rothschild E W, et al. Tidal irrigation versus conservative medical management in patients with osteoarthritis of the knee：a prospective randomized study. J Rheumatol, 1992,（19）：772-779.

4. Moseley J B, O'Malley K, Petersen N J, et al. A Controlled Trial of Arthroscopic Surgery for Osteoarthritis of the Knee. New England Journal of Medicine, 2002, 347 (2): 81-88.

5. Sihvonen R, Paavola M, Malmivaara A, et al. Arthroscopic Partial Meniscectomy versus Sham Surgery for a Degenerative Meniscal Tear. New England Journal of Medicine. 2013, 369 (26): 2515-2524.

6. Arnoldi C C, Lemperg K, Linderholm H. Intraosseous hypertension and pain in the knee. J Bone Joint Surg (Br), 1975, 57 (3): 360-363.

7. Pedersen M S, Moghaddam A Z, Bak K, et al. The effect of bone drilling on pain in gonarthrosis. Int Orthop, 1995, 19 (1): 12-15.

8. Bae D K, Yoon K H, Song S J. Cartilage healing after microfracture in osteoarthritic knees. Arthroscopy, 2006, 22 (4): 367-374.

9. Kreuz P C, Erggelet C, Steinwachs M R, et al. Is microfracture of chondral defects in the knee associated with different results in patients aged 40 years or younger. Arthroscopy, 2006, 22 (11): 1180-1186.

10. Miller B S, Steadman, Briggs K K, et al. Patient satisfaction and outcome after microfracture of the degenerative knee. J Knee Surg, 2004, 17 (1): 13-17.

11. Johnson L L. Arthroscopic abrasion arthroplasty: a review. Clin Orthop Relat Res, 2001, (391 Suppl): S306-S317.

12. Hangody I, Kish G, Houle J B, et al. Arthroscopic autogenous osteochondral mosaicplasty for the treatment of femoral condylar articular defects: A preliminary report. Knee Surg Sports Traumatol Arthrosc, 1997, 5 (4): 262-267.

13. Gudas R，Kalesinskas R J，Kimtys V，et al. A prospective randomized clinical study of mosaic osteochondral autologous transplantation versus microfracture for the treatment of osteochondral defects in the knee joint in young athletes. Arthroscopy，2005，21（9）：1066-1075.

14. Bentley G，Biant L C，Carrington R W，et al. A prospective，randomised comparison of autologous chondrocyte implantation versus mosaicplasty for osteochondral defects in the knee. J Bone Joint Surg（Br），2003，85（2）：223-230.

15. Minas T. Autologous chondrocyte implantation for local chondral defects of the knee. Clin Orthop Relat Res，2001，（391 Suppl）：S349-S361.

16. Marcacci M，Zaffagnini S，Kon E，et al. Arthroscopic autologous chondrocyte transplantation：technical note. Knee Surg Sports Traumatol Arthrosc，2002，10（3）：154-159.

17. Kon E，Filardo G，Matteo B D，et al. Matrix assisted autologous chondrocyte transplantation for cartilage treatment：A systematic review. Bone Joint Res，2013，2（2）：18-25.

18. 吕晓霞，黄诚，尹至，等 . 自体骨髓间充质干细胞移植对膝骨性关节炎的疗效观察 . 中华细胞与干细胞杂志（电子版），2015，5（2）：28-32.

裴 征 张 辉 整理

膝关节骨关节炎的截骨治疗技术现状

26. 截骨术重新成为治疗膝关节骨关节炎的一项重要手术技术

随着年龄老化，关节内侧软骨磨损，产生膝关节疼痛的症状，导致生活日常功能的活动度锐减。膝关节骨关节炎的外科治疗方法众多，包括膝关节表面置换术、髌股关节表面置换术、单髁置换术、关节镜清理术、关节软骨修复术及各种旨在校正膝关节负重力线的截骨术等，尤以膝关节表面置换术的临床疗效最令患者满意。膝关节内外侧 OA 的发生常伴有股骨侧或胫骨侧的畸形，使关节面应力异常并集中，加速 KOA 进展。截骨矫形最开始被用于治疗关节炎已有近百年的历史，1925 年 Forrester-Brown 等应用粗隆间截骨治疗髋关节骨关节炎。而膝关节周围闭合截骨理念于 1958 年最早在德国出现，1965 年开始推广。1958 年 Jackson 首先提出胫骨高位截骨术（high tibial osteotomy，HTO）

和股骨髁上截骨术治疗伴有内外翻畸形的 KOA 使疼痛得以缓解。1961 年 Jackson 和 Waugh 报道了胫骨结节下截骨术，治疗 KOA，所做的 10 例患者疼痛均有缓解。1962 年 Wardle 报道了胫骨结节以下 12cm 截骨，17 例患者中除 3 例外均得到疼痛缓解。1963 年 Conventry 提出胫骨结节以上水平截骨，并称之为安全有效的治疗措施。不仅开刀危险性低，恢复期短，又可以让患者免除长期吃止痛药的困扰，功能恢复快。随着技术的提高，器械的改进，开放截骨的理念 1987 年出现，并于 2000 年得到改良，报道的优良率达到了 5 年 85% ～ 90% 和 10 年 70% ～ 80%。如今 HTO 已经发展成为一项更安全、准确而又有效的手术技术，每年治疗数以万计的膝关节骨关节炎患者。因此，HTO 一直被认为是治疗膝关节骨关节炎并膝内翻畸形非常有价值的手术方法。

而 HTO 在我国的发展则经历了一些曲折。1967 年，北京积水潭医院矫形骨科首先报道，到 20 世纪 80 年代，HTO 成为 KOA 保膝的常规手术，总有效率达 85% 以上。各种截骨矫形术及改良术式在我国推广并应用，在缓解膝部疼痛方面取得了满意的疗效。随着 TKA 技术的成熟和推广，国内大多数关节外科医师不再广泛应用 HTO，TKA 成为国内 KOA 的主流手术，但其他国家，如韩国、日本、欧洲等国家依然流行 HTO。

近年来，我国张英泽等采用腓骨近端截骨术作为膝关节骨关节炎外科治疗的探索，旨在延缓膝关节置换乃至避免膝关节置换，经随访亦取得了满意的临床疗效。

27. 胫骨高位截骨术治疗膝关节骨关节炎可矫正下肢力线，恢复膝关节应力平衡

HTO 通过胫骨近端截骨，把力线从发生炎症和磨损的膝关节内侧间室，转移到相对正常的外侧间室，从而达到缓解关节炎症状并延长膝关节寿命的目的。对于正常力线的膝关节来说，为内侧负重多（60%），而外侧负重少。如果胫骨还存在一定程度的内翻畸形，则会显著增加作用在内侧间室软骨上的压强，超过软骨承受的范围，引发一系列软骨磨损和炎症的恶性循环，形成内侧骨关节炎。在骨关节炎没有发展到外侧之前，HTO 通过纠正胫骨内翻畸形，把下肢力线适当转移到正常的外侧间室，从而明显地减低内侧间室的压强，将其恢复到软骨能够承受的正常范围内，可以有效地阻止软骨的磨损，缓解疼痛症状，甚至使已磨损的软骨和受伤的半月板有条件得以自我修复。临床实践证明，HTO 可以有效地缓解疼痛，维持膝关节功能，缓解疼痛症状，甚至使已磨损的软骨和受伤的半月板有条件得以自我修复，恢复某些患者重体力劳动的能力，延长患者膝关节的自然寿命。

HTO 的矫正，除了参考 X-ray 量测的内翻角度，更应该注重力学轴线通过膝关节的位置。根据截骨术最著名的一篇研究文章——1979 年 Fujisawa 教授等的研究表示，胫骨高位截骨术后，下肢的机械轴线通过外侧平台 30% ～ 40% 的区域，即能取得最佳结果，此区域后来被视为胫骨高位截骨术金标准；Fujisawa 参

考点。

Fujisawa 教授等在这一篇研究的最后归纳出四点：①在关节镜的观察下，理想的关节面修复与复原再生，是使机械轴线通过中点偏外侧 30%～40% 的区域；②透过关节镜的观察，如果力学环境经矫正获得改善，原本受损的软骨将慢慢修复再生；③截骨后 1～2 年，观察到磨损的软骨区域被纤维和软组织完全覆盖；④部分病例在关节镜观察下，破裂半月板的修复情况是理想的。

在其他学者的研究报道中，Hernigou 等发现患者术后机械外翻角在 3°～6° 时临床结果较好，矫正角度较小（＜3°）或过大（＞6°）时临床结果较差。Dugdale 等建议截骨术后力线通过冠状面上胫骨平台外侧 62%～66% 的区域，这一点通常对应胫骨平台外侧的外侧斜坡及 3°～5° 的胫骨机械外翻角。

尽管 Miniaci 等（胫骨平台宽度的 60%～70%）、Dugdale 等（胫骨平台宽度的 62%）和 Fujisawa 等报道的最佳区域与建议基本一致，但就连 Fujisawa 教授本人在日后的研讨会中澄清，所有病例不尽如此，仍需参考临床中矫形调整的角度作为参考依据。

28. 胫骨高位截骨术适应证较为严格，在实践中需要注意

相对于 TKA "宽泛" 的适应证，HTO 的适应证要窄得多。

一般来说，针对性强的手术往往满意度比较高，但前提是医师必须更精心地选择患者。在美国，普遍认可适合做 HTO 的最大年龄为 60 岁；另一项研究则认为，HTO 适用于年龄在 70 岁以下，或高龄但是具有较高活动水平的膝关节内侧间室骨关节炎患者；而近年来日本学者的研究表明，年轻患者和年老患者行 HTO 的临床疗效并无明显差异。因此，年龄不是 HTO 最主要的限制因素。目前认为 HTO 的最佳适应证是：患者＜ 65 岁（女性＜ 60 岁）；膝关节活动度基本正常，屈曲畸形应＜ 10°；胫骨内翻畸形＞ 5°，内侧胫骨近端角（MPTA）＜ 85°；外侧软骨和半月板功能正常。或者简单一句话：HTO 适合于相对年轻活跃，伴有一定程度胫骨内翻的膝关节内侧骨关节炎患者。虽然一些有经验的医师的报道证实 HTO 对于高龄（70 岁以上），以及存在前交叉韧带损伤和关节不稳的骨关节炎患者同样有效，但通常仍建议选择最佳适应证施术。

29. 胫骨高位截骨术的预后较为乐观，但仍需要警惕力线矫正过度 / 不足等并发症

HTO 随访文献中不同中心之间的结果差别很大，远远不似 TKA 的随访结果那般稳定，有些结果甚至差强人意。因此，HTO 也被很多医师认为是"争取时间"的手术，只能起到推迟关节置换时间的作用，TKA 才是最终的结局。这篇文章的结论也被很多医师所引用。然而，该文献对影响 HTO 长期结果的原

因分析并不成功，近年来不少研究均得到了不同的结果，也指出了该文献的研究设计缺陷。

韩国 Kim 教授的一项研究对 10 年间行 HTO 的患者进行 10～20 年远期疗效随访发现，行 HTO 后膝关节的 10 年生存率为 97.6%，15 年生存率为 90.4%。最新的发表于 2017 年的一篇循证分析也证实了类似的优良率。可见随着技术的提高及更加严谨的研究方案实施，传统的一些观点已经得到了推翻。早期 HTO 的结果参差不齐是不难理解的。HTO 的成功至少包含三个要素：①适当的患者选择；②安全准确的手术技术；③可靠的内固定。对于 HTO 来说，手术的终极目标是调整力线，而恰恰早期的 HTO 缺乏精确控制力线的手段，各中心的截骨技术和方式非常不统一。在没有下肢全长片和术中 C 臂透视的情况下，要想把下肢力线控制在自己想要的位置是非常困难的。北京积水潭医院老一代的骨科医师只能在术中借助于手摸体表标志和拉电烧线或绷带的方式来估计下肢力线的情况。因此，力线矫正不足和过度矫正是 HTO 术后最常见的并发症。

30. 开放截骨加锁定钢板固定已发展成为一种固定术式，应用日益广泛

常见的话题是胫骨的开放楔形截骨 *vs* 闭合楔形截骨。内侧开放楔形胫骨高位截骨术的缺点是影响髌骨高度，截骨愈合缓慢，当开放间隙超过 13mm 时需要自体植骨，因此通常不选择同

时行双侧手术，避免愈合不佳，也不能将其作为某种处理胫骨各种畸形的万能术式。单纯从纠正畸形的角度上来看，开放楔形截骨主要在纠正单纯冠状位畸形或合并轻微矢状位畸形方面，具有一定的优势。但当碰到严重畸形或复合畸形的时候，比如胫骨内翻畸形非常大，或内翻的同时合并旋转畸形的时候，闭合楔形截骨可能更为有效。

但随着医疗设备、技术的不断发展和新内置物（锁定钢板）的成功应用，开放截骨加锁定钢板固定这一新的技术组合发展成为一种固定术式，被越来越广泛地应用到临床当中并成为一种潮流。很多文献证实了它的优越性：①从手术技术上来说，开放楔截骨可以更精确地控制下肢力线。在手术工具中，配置了帮助测量下肢力线的金属长杆。在 C 臂透视的帮助下，用金属长杆连接股骨头中心和关节中心。然后通过调整开放楔形的大小，可以精确地调整金属长杆通过胫骨平台的位置，也就是下肢力线的位置，这大大提高了手术的精确性。②开放楔形截骨锁定内固定接骨板（tomofix mpt，胫骨近端内侧接骨板钢板）在基础与临床研究中均被证实是非常可靠的能够提供早起负重的固定方案，能够提供足够的早期康复的安全保障。同时，开放性楔形胫骨高位截骨术（open wedge high tibial osteotomy，OWHTO）是字形平面截骨，分为水平截骨面和 135° 成角截骨面，结构更稳定；成角截骨面位于血运丰富的松质骨区，愈合更迅速。外侧骨性合页和前方上升截骨面的迅速愈合，以及内侧坚强的内固定，为 OWHTO

提供 3 点稳定结构。同时属于不全截骨，保留了外侧 1cm 的骨性合页，患者可以快速愈合，早期康复。通常的康复方案为术后第 2 天患者在指导下就开始患肢部分负重，4 周开始逐渐增加负重，6～8 周后可以完全负重。在不植骨的情况下，部分患者可能要到术后 1 年才会完全骨性最终愈合，但这并不影响按照康复方案进行日常负重锻炼。③入路位于胫骨平台近端内侧，从关节线水平至鹅足上缘，这里没有重要的肌肉和血管神经组织，显露小；而外侧截骨合页位于上胫腓关节面的近端，因此 OWHTO 只是单纯的胫骨截骨，无须进行腓骨截骨，避免了腓骨侧神经的损伤及前外侧间室筋膜室综合征的发生，大大降低了神经血管等严重并发症的发生概率。

31. 胫骨高位截骨术施行之前，需要经过严格的术前计划

HTO 术前截骨的计划思路主要包括以下四点：①下肢力线的分析；②合页位置的选择；③截骨线的设计；④截骨矫正的角度。

通常在计划时会选用 Miniaci 法：①提前确定股骨侧或胫骨侧畸形；②计算过程中仅有一个位于干骺端的成角旋转中心；③目前手工测量最准确的方法；④结合计算机测量。

在计划力线时往往需要结合临床需求，如果是治疗较重的骨性关节炎，就应当把力线移到外侧，如果骨关节炎疼痛不严重，

仅仅为了矫正畸形，这时候就应该控制一个中立的位置上，如髁间嵴中央区域。最后在截骨计划的设定时还需要考虑胫骨后倾，正常胫骨平台约有 10° 后倾。慢性后交叉韧带损伤患者的膝关节可能过伸，通过胫骨高位截骨时增加胫骨平台后倾可以代偿。与之相反，慢性前交叉韧带损伤患者的膝关节会有伸直欠缺，通过胫骨高位截骨时减小胫骨平台后倾可以代偿。手术相关技术在此文不再赘述。

总之，OWHTO 是一个标准化手术，经过 OA 的保膝截骨专家组的不断归纳和总结，这项技术已经实现了高度程序化。从切皮、显露、打导针、做截骨、调整力线、上钢板，甚至上钢板时先打哪颗螺钉后打哪颗螺钉，都是有固定流程的。只要按照标准流程一步步地完成，结果非常具有可重复性，大大缩短了初学者的学习曲线。

32. 股骨远端截骨术

外侧 OA 最常发生在膝关节后外侧，而内侧膝关节炎则好发于前内侧的位置。有许多学者致力于研究了解外侧和内侧膝关节炎之间的差异。最新的研究在讨论关于软骨力量在髋关节和下肢力线的关联性，试图去得到较好的解释，厘清为什么在某些患者身上看到快速的外侧膝关节炎退化。膝外翻本身就是发展成外侧骨关节炎的危险因素之一。从解剖学角度来看，外侧胫骨平台是凸的，当外侧半月板的磨损，即可能造成外翻畸形，这与膝内翻畸形的生物力学发生机制是完全不同的。

股骨远端髁上截骨（SCO）主要的适应证以矫正外侧膝关节炎导致外翻畸形的患者为主，此外慢性内侧副韧带功能不全导致的韧带不稳定所造成膝关节荷重不平衡也可以适用。而髌骨滑行轨道不正的矫正，也可以借由 SCO 减少作用于髌骨的横向位移力。

对于患者的评估和选择，与 HTO 流程相近。通常很多患者合并股骨和胫骨的变形，根据学者 Paley 建议的畸形矫正准则，在这些情况下，应该进行胫骨矫正或双级截骨术，并以正常的膝关节线方向作为结果。使用目前和期望的负重线的矫正计划规定了矫正的角度及皮质上的楔形基部的长度。根据术前取得的 X-ray 规划截骨矫正的角度及皮质上的楔形的高度。

SCO 可以由进行外侧开放型截骨或是内侧闭合型截骨，固定的植入物由早期动力加压骨板、门型骨钉和刀片板等，近来随着锁定式骨板的兴起，各式的 SCO 锁定式骨板被设计来应用。

当然，各种截骨术技术和固定方法都有其优点和缺点。而 SCO 搭配外侧植入物固定的缺点是它远离术后负重线（WBL），增加负载杠杆臂和弯曲力矩，增加了板上的负荷。这可能导致固定不稳定，骨折愈合延迟，植入失败和减少丧失。近年来，SCO 初始稳定性的生物力学也常被讨论。术后康复也是手术的要点，整体来说同 HTO 负重康复进度相近。

近来，能够提供较高的稳定性和骨愈合率，双平面截骨术较为流行。第一道内侧锯切出楔形骨块，第二道冠状面锯切后移除骨块，并将 SCO 截骨板远端固定，接着打上拉力螺钉压缩截骨间隙，最后打满其他锁定螺钉。横截面截骨后的接触面与冠状面截骨后接触面总面积＞单面截骨面积。这也是为什么 SCO 采双平面截骨骨愈合较容易发生的原因之一。

总之，SCO 的适应证除包括外翻畸形、外侧膝关节炎的患者，同时也适合韧带不稳定所造成膝关节荷重不平衡的患者，也适用髌骨滑行轨道不正的矫正。截骨的手术方式建议采用双平面截骨，以增加术后的初始稳定和骨愈合发生率。在骨愈合前，小心保护 6～8 周后，避免矫正的丢失，以确保 SCO 手术的成功。

33. 腓骨近端截骨术

既往也有国内外学者认为，膝关节外侧关节囊、韧带、髌旁腱膜等软组织松弛是膝关节内翻畸形和内侧间隙变窄的主要因素。近年来，张英泽等经长期观察与研究发现，由于外侧腓骨支撑引起的胫骨平台疏松退变，以及其进一步引起内外侧胫骨平台发生不均匀沉降，是继发膝关节力线内移、膝内翻畸形的决定性因素，即膝关节不均匀沉降理论。最初，基于生物力学研究的膝关节不均匀沉降理论认为：外侧的胫骨平台由于具有完整的腓骨支撑而不发生塌陷；内侧的胫骨平台由于缺乏支撑，其发生的沉降远大于外侧平台，进而导致膝内翻的逐渐加重。腓骨近端截骨术由于去除了腓骨近端的部分骨质，使完整的腓骨支撑变得不完

整，因此可减弱腓骨对胫骨外侧平台的支撑，同时随着膝关节载荷的外移，下肢负重力线亦可得到一定程度的恢复，最终防止膝内翻的进一步加重，减轻了膝关节疼痛。陈伟等从解剖学上对应用腓骨近端截骨术治疗膝关节骨关节炎效果优良的机制进一步分析，指出术后早期膝关节疼痛症状的减轻机制与膝周软组织的再平衡有关。当腓骨近端失去完整性时，由于腓肠肌外侧头和比目鱼肌外侧头的牵拉，外侧副韧带紧张，等效于对膝关节实施了一定的外翻应力，同时股二头肌在屈膝时的收缩会使得胫骨发生一定的外旋，二者联合导致了胫骨的外翻与外旋。这也就改变了之前股骨髁与胫骨关节面的接触部位，并重新分布了胫骨内外侧平台所承担的载荷，最终减轻甚至完全缓解了膝关节疼痛等症状。该项手术的最佳适应证为膝关节内侧间隙骨关节炎，X线示内侧关节间隙变窄、外侧间隙相对正常的患者，该项手术也可用于虽膝内翻程度较重需行表面置换术，但自身身体条件无法耐受创伤者。与膝关节表面置换相比，其避免了关节置换术后假体松动、假体感染、假体周围骨折等并发症，与其他截骨术相比，又避免了内固定失败、骨不愈合的风险。且其手术费用低、创伤小、操作简单、术后恢复快。对于合适的患者，可有效地缓解膝关节疼痛、改善膝关节活动功能，延缓膝关节骨关节炎的进展，推迟人工关节置换的时间。

中国医学临床百家

参考文献

1. Puddu G, Cipolla M, Cerullo G, et al.Osteotomies：the surgical treatment of the valgus knee. Sports Med Arthrosc Rev, 2007, 15（1）：15-22.

2. Brinkman J M, Freiling D, Lobenhoffer P, et al.Supracondylar femur osteotomies around the knee：Patient selection, planning, operative techniques, stability of fixation, and bone healing. Orthopadie, 2014, 43：S1-S10.

3. Phisitkul P, Wolf BR, Amendola A.Role of high tibial anddistal femoral osteotomies in the treatment of lateral-posterolateral andmedial instabilities of the knee. Sports Med Arthrosc Rev, 2006, 14（2）：96-104.

4. Hinterwimmer S, Rosenstiel N, Lenich A, et al.Femoral osteotomy for patellofemoral instability.Unfallchirurg , 2012, 115（5）：410-416.

5. Brinkman J M, Hurschler C, Agneskirchner J D, et al.Axial and torsional stability of supracondylar femurosteotomies：Biomechanical comparison of the stability of five different plateand osteotomy configurations. Knee Surg Sports Traumato Arthrosc, 2011, 19（4）：579-587.

6. Ritter M A, Fechtman R A. Proximal tibial osteotomy：A survivorship analysis .Jarthroplasty, 1998, 3（4）：309-311.

7. Dejour H, Walch G, Deschamps G, et al. Arthrosis of the knee in chronic anterior laxity. Orthop Traumatol Surg Res, 2014, 100（1）：49-58.

8. 张英泽，李存祥，李冀东，等. 不均匀沉降在膝关节退变及内翻过程中机制的研究. 河北医科大学学报, 2014, 35（2）：218-219.

9. Yang Z Y, ChenW, Li C X, et al. Medial compartment decompression

by fibular osteotomy to treat medial compartment knee osteoarthritis：a pilot study. Orthopedics，2015，38（12）：e1110-e1114.

10. 陈伟，陈百成，王飞，等 . 应用不同方法治疗膝关节骨性关节炎的对比研究 . 河北医科大学学报，2015，36（5）：600-602.

11. 马卫华，张树栋，王诗军，等 . 腓骨高位截骨治疗膝关节骨关节炎机理探讨 . 中华关节外科杂志（电子版），2015，9（3）：421-422.

陈照宇　整理

膝关节人工单髁置换术技术现状

骨关节炎作为"慢病"之一，不仅让患者生活痛苦，也增加了患者的家庭负担，造成了很大的经济压力。当骨关节炎患者运动、药物、关节腔注射玻璃酸钠等保守治疗无效时，手术成为了其唯一的治疗方法。手术则有多种术式，截骨术、全膝关节置换术、单髁置换术等，本章主要介绍单髁置换手术，包括其优势、发展、手术适应证、禁忌证及笔者的个人诊疗规范和理念。

全膝关节置换术治疗终末期骨关节炎早已得到肯定，但临床中遇见更多的骨关节炎患者仅仅为内侧间室（超过30%），且内侧间室比外侧间室有更高的发病率。这样的患者直接行全膝关节置换术势必造成不必要的正常组织切除，尽管疗效得到肯定，但截骨量大，大量韧带的损失导致本体感觉下降。此时单髁置换术就发挥了它的优势，既保存了本体感觉又解决了患者的痛苦并恢复关节功能。Willis-Owen 等报道 25% ～ 36% 患膝关节骨性关节炎的患者有单髁置换适应证。

随着假体的设计理念更新、工艺提高、手术切口缩小，单髁置换较前得以明显提高，越来越受外科医师青睐，生存率与全膝关节置换相当，且术后恢复快、本体感觉好。Bolognesi 等报道了美国 2000—2009 年 10 年间全膝关节置换数量为 68 603 例，是单髁置换的 21 倍，但近 10 年来全膝置换量仅增长了 1.7 倍，而单髁置换的数量却增长了 6.2 倍。笔者以为的单髁置换理念是把握好适应证，"保自然膝功能，享全置换长久"，不仅让 UKA 术后患者膝关节功能接近正常人，而且可以达到与 TKA 假体存活时间相同或更长，尽术者之所能使 UKA 成为此类患者膝关节最后的手术治疗。

34. 单髁置换术的发展史

（1）单髁置换术经历了早期的低迷与尝试之后，已经在今天成了保膝治疗膝关节骨关节炎的重要手段

单髁关节的出现来自于 1955 年，由 McKeever 提出单髁关节置换的概念，用底部固定金属片做胫骨平台假体，第一次完成了膝关节半膝置换。1958 年 MacIntosh 发明了一种丙烯酸胫骨平台假体并应用于临床，短期随访获得了良好的效果（图 2）。1968 年加拿大医师 Gunston 设计了内外侧双间室限制性假体，第一次采用了同心圆设计并首次采用了金属和高分子聚乙烯作为假体材料，但因假体设计缺陷导致早期临床翻修率较高限制了其临床应用。

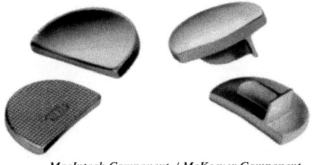

MacIntosh Component / McKeever Component

图 2　MacIntosh 假体 /McKeever 假体

1973 年 Marmor 所设计的假体可以算是真正的单髁假体，与 MacIntosh 假体相比，引入了股骨部分的处理还增加了胫骨假体的横径，还在一定程度上减少了胫骨假体的下沉概率。此后发展成了 Zimmer 的固定平台假体。1974 年 Goodfellow 和 Oconnor 发明了活动性单髁假体，即第一代牛津膝。由球面的金属股骨髁元件、平坦的胫骨金属平台和中间的聚乙烯半月板衬垫部分组成。1987 年二代牛津膝单髁假体（OUKA）问世，分为两种类型即内侧间室型和外侧间室型。第一代和第二代牛津膝假体手术入路同全膝置换一样，需要翻转髌骨。1998 年第三代 OUKA 问世，它仅用于内侧间室，手术通过微创髌旁小切口即可完成假体入路，并根据患者体型分为 5 种型号，假体有左右之分，第三代牛津膝假体的操作器械也更精细、微创化、以适应微创髌旁入路操作，半月板衬垫也进行了改进以减少撞击和旋转的风险。2009 年，最新的股骨髁双立柱组件牛津膝假体出现，比单柱股骨髁假体加强了旋转稳定性，并且曲率半径更大，可适应更高的弯曲度数，表面更加平整，边缘也更加圆滑，极大地减少了对周围软组织的刺激与撞击。同时植入器械也较以往更容易操作。

（2）手术技术及入路的发展

单髁置换经历了由兴至衰再到兴的过程。早期单髁得不到术者的重视和喜爱不仅和假体的设计理念落后及材料有关，还与相应匹配的手术技巧和入路有关。早期入路切口很大，几乎与全膝关节置换术切口相近，长十余厘米，此外，手术步骤繁杂、术中出血量大、创伤大，与全膝关节置换术相差无几，所以远期效果差，并没有发挥单间室置换微创的优势。

真正微创技术的到来得益于牛津 3 代单髁关节的诞生及 MIS-UKA 小切口技术的产生。只需内侧行 10cm 以内的小切口，无须翻转髌骨即可植入假体。优势为术后恢复快，可以早期行功能锻炼，缺点为学习曲线长，手术难度较大。进入新时代，计算机应用导航系统方便了单髁置换，但价格等问题仅限制个别医院开展使用。

正是手术技术的发展让单髁越来越像单髁，不仅置换的部位小，创伤亦小，真正意义上区别于全膝关节置换术，从而值得推广。

35. 单髁置换术的优势

治疗骨关节炎选择单髁关节置换还是全膝关节置换目前仍是术者关注的焦点。早期的单髁假体设计和患者选择上的不当，从而导致早期报道的单髁关节置换较全膝关节置换差。在假体生存率方面，随着单髁的设计和技术的提高，假体生存率已经有了明显的提高，澳洲的一项关于单髁置换的回顾性分析发现，单髁置换术后假体 5 年生存率为 85%～95%，而相比全膝关节置换术为 90%。Newman 等在 2009 年做的单髁置换 15 年随访中发现翻修率与全膝无明显差别。Pandit 等做的一项关于 1000 例的单髁关节置换，10 年生存率为 96%。英国的一项研究显示全膝关节置换 5 年生存率为 98%，单髁关节置换术为 85%。2014 年发表在《柳叶刀》的一篇关于单髁置换术和全膝关节置换术的对比文章，数据来源于英国的关节登记中心，最终筛选出 101 330 例患者（25 334 个单髁和 75 996 个全膝关节），研究发现置换 8 年时单髁置换术要比全膝关节置换术有更高的翻修率，但再并发症、再入院率等方面单髁置换要明显优于全膝关节置换术。

相比全膝关节置换术，单髁置换有诸多优势：①手术创伤小，出血量小，不用输血，相对全膝关节置换术所用时间更短；②保留了本体感觉，手术不切除前后交叉韧带等结构，更接近于自然的膝关节，术后功能更好，关节活动度较全膝关节置换更好；③术后功能恢复较全膝关节置换更快，可早期下床活动，避免了下肢静脉血栓等术后并发症的发生；④植入人体的异物少（包括金属、聚乙烯、骨水泥）；⑤减少住院费用及时间，符合膝关节骨关节炎的阶梯治疗，节约医疗资源。

重点要提到的是术后的关节活动度，亚洲人在高屈曲的要求较西方人更高，一方面来自生活习惯，公共厕所蹲便多坐便少；另一方面来自宗教信仰的需要，跪姿和盘腿较多。而单髁置换可以更好地提高患者的术后屈曲度，更好地满足患者的生活所需。来自韩国的一位教授的术后随访发现：188 例膝关节 /166 例患者，6.5 年临床随访：术前屈曲度 135°，术后平均 150° (140°～165°)，下蹲 81%，盘腿坐 92%，均活动明显提高。

36. 单髁置换术适应证较为严格

（1）内侧单髁手术指征

单髁手术指征随着单髁假体设计及材料的提高、术者手术技巧的提高、切口的改良也发生了改变。早期的手术指征更加的保守，而术后效果反而较差，有较高的翻修率，而现代的手术指征有所放宽，术后效果较前却提高了。早期手术指征：最早是由 Kozinn 和 Scott 提出的：确诊为前内侧骨关节炎、骨坏死；表现为活动疼痛；体重＜ 82kg，日常活动量低；关节活动度＞ 90°，内外翻＜ 15°，屈曲挛缩＜ 5°。禁忌证则为：过度肥胖；严重的关节畸形；重体力劳动；类风湿关节炎及感染性关节炎；多间室的骨性关节炎；存在骨融合。

现代的单髁手术指征有所放宽，特别是年龄大的，BMI 高的患者也可以进行单髁置换。对于高龄的患者，由于其术后活动量较年轻患者少，行单间室置换反而可以减少术后并发症、降低术中风险，有益于高龄患者。这主要是因为牛津单髁近些年的发展。以前的固定单髁由于体重的增加容易增加假体的松动，从而导致翻修率的提高，牛津的活动单髁在 Murray 等对不同 BMI 患者的随访后分析发现远期生存率相近。

过去我们认为可能是禁忌证的髌股关节问题在现在的研究看来，已经不作为禁忌证了，Goodfellow 等研究者发现髌股关节（PFJ）损伤并不影响结果，建议 PFJ 损伤不应作为禁忌证。已发表的关于单髁的病例（1700 例 Oxford PKR，＞ 5 年随访），65例出现翻修，均不是因为髌股关节的原因。

在笔者所在中心，笔者经验是为患者做手术尽可能使手术成为膝关节因为骨性关节炎的最后一次手术，手术指征应严格把握，相对髌股关节严重的患者，我们不建议做单间室置换。但年龄不是问题，随访 85 岁以上的患者术后恢复获得很好的效果，可以术后第一天下地行走，解决了术前内翻及疼痛的问题。

（2）外侧单髁手术指征

外侧单髁和内侧单髁有很大区别，不仅仅是内外侧简单的区别，还涉及更多的生物力学因素。相比内侧单髁置换术，外侧单髁仅占到 5% ～ 10% 的比例，甚至在膝关节置换术中仅占 1%。有很大的原因也是因为外侧单间室发病率低，多有韧带损伤。目前认为的适合行外侧单间室置换术的为外侧间室骨性关节炎，骨坏死，创伤性关节炎，外侧部分或全部半月板切除术后外翻＞20°。而年龄方面不宜过大，但 Van 等建议＞ 70 岁的患者也可行外侧单髁置换术，因为其有更好的耐受，出血少，截骨量少，并发症也较低，可以满足患者日常的生活。更激进的观点认为前交叉韧带功能差也可行外侧单髁置换，他们认为年龄大的患者活动量少，足以满足日常生活。在关节活动度上尽量伸直不受限，屈曲可以达到90°以上。由于外侧单髁和内侧单髁理念及技术完全不同，且外侧单髁的患者较内侧非常少，后文中主要的诊疗流程及经验着重介绍内侧单髁置换。

37. 为保证适应证选择的严谨，我们推荐对患者进行严谨的术前评估

当在门诊接诊一例膝关节疼痛的患者，我们会逐步地对他做充分而全面的检查，判断患者需要运动、药物、关节腔注射等保守治疗还是入院手术治疗，如患者需要入院手术治疗，我们再进一步做检查判断患者需要做何种的手术。入院后提供给患者不同的治疗方案，让患者去选择自己最希望的术式，其中单髁是对患者体征、查体、检查结果要求最高的一种治疗方案（图3是笔者所在中心诊疗规范流程）。

（1）门诊初次评估

每一位来到门诊的膝关节疼痛的患者，我们会详细询问患者的症状和发病时长，结合患者的体征进行查体，明确膝关节的疼痛部位，对于单髁治疗来说"一指征"尤为重要，通过患者手指膝关节最疼痛的部位初步判断患者病变位置。充分的查体可以判断患者内侧副韧带及前后交叉韧带的功能。在此基础上我们为患者开具辅助检查，初步标准的影像学检查为：双膝关节负重正侧

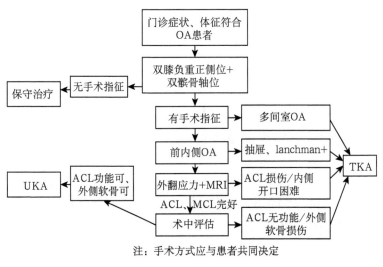

注：手术方式应与患者共同决定

图3 诊疗流程（内侧单髁）

位、双侧髌骨轴位平片。根据患者的影像学结果判断患者是否已经达到了手术的地步，如果还可以保守治疗，关节腔注射玻璃酸钠、运动及口服药物治疗不失为好的办法，如已有手术指征则安排入院治疗，为节约床位加快周转率，我们的经验是入院前完成术前检查，这时我们为有可能做单髁置换的患者安排膝关节核磁及内外翻应力位平片检查，这也是我们影像学评估的第二步。在此必须要特别强调的是膝关节的侧位片对评价前交叉韧带的功能尤其重要。标准的侧位片可以 95% 预测 ACL 完整，在评估骨关节炎患者的 ACL 功能甚至比 MRI 或者临床检测更加可靠。标准的膝关节侧位片需要股骨内外髁完全重叠，屈曲角度可以不需要特殊，根据平片判断磨损有没有延伸到后方，如果仅仅是前方的磨损，我们高度判断 ACL 功能是好的。

（2）入院再评估

当患者入院后我们将行进一步的术前评估，这其中包括：①膝关节的 MR 判断前交叉韧带功能是否完好、是否连续、内侧副韧带是否完好，如考虑为内侧单髁需外侧间室有全层软骨；②外侧应力试验，如内侧间室骨对骨可以被完全打开（内侧间室开口正常），内侧副韧带正常，外侧软骨尚可。如能满足上述的影像学评估，我们很大程度可以判断患者为前内侧骨关节炎，满足手术适应证。在院期间，保留完整的影像学资料对单髁置换的初学者很重要，帮助评价术前术后恢复情况，有助于对手术适应证的掌握。

（3）患者的选择权

手术归根到底是做到患者身上，患者对治疗方案有绝对的选择权利，一个出色的关节医师不应只有保守治疗和全膝关节置换两种治疗手段，让患者只处于"全膝关节置换"和"等待全膝关节置换"状态是不好的。我们根据患者的实际情况，病变部位及术后功能要求，患者本身的基础情况为患者提供不同的治疗方案，如前内侧骨关节炎，我们提供 UKA 和 TKA；年轻的力线差的患者 HTO 和 TKA。医师只会给患者提供适合患者的建议，选择权最终还是在患者身上。

为此我们结合了加拿大医院的"5 步法"，通过"你认为早期恢复的重要程度？""术后膝关节屈曲度的重要程度？""保留健康膝关节部分的重要程度？""你认为单髁术后避免再翻修的重要程度?""UKA 翻修成全膝关节置换比初次全膝关节置换要稍差的能否接受?"等问题,根据患者自己对功能、感觉、术后恢复速度、翻修率的重视程度等设计相关问题,指导患者与医师选择 UKA/TKA,达到阶梯治疗的目的。我们的经验是和患者进行沟通,判断患者相比翻修率稍高,更注重术后功能、感觉、"自己的最好",这样的患者我们把他们归纳为"认知型",如果符合手术适应证,没有手术禁忌证指导他们选择 UKA。而相比功能好、恢复快,更注重术后假体生存率,想尽量减少翻修概率的患者,我们归纳为"保守型",这样的患者我们指导他们选择全膝关节置换术。不管何时,合适的适应证前提下,患者的选择很重要。

(4)术中评估最终确定是否行单髁置换

除了门诊和入院的评估外,术中的评估也是必不可少的。术中麻醉后再次查体,以判断前交叉韧带及内侧副韧带功能。内侧切口暴露内侧间室及前交叉韧带,再次探查确认前交叉韧带功能(图4),如果韧带功能已缺乏则选择全膝关节置换术。这里再次

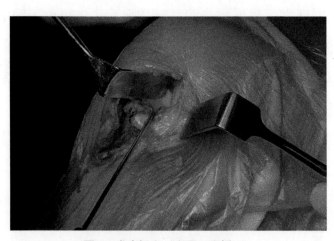

图4 术中探查(彩图见彩插1)

强调的是，一定要严格遵守手术适应证，单髁达到的目的应该是达到与全膝关节置换相同的使用寿命甚至更好，单髁置换作为骨关节炎患者阶梯治疗的一部分，但不可当作保守治疗和全膝关节置换术的桥梁，单髁翻修到全膝对比初次全膝关节置换术后功能、并发症等都要更差，并且大大耗费医疗资源。

38. 单髁置换术作为治疗膝关节骨关节炎的重要保膝治疗手段，是非常有前景的手术技术

单间室置换术经历了由兴到衰再到兴的过程，既离不开假体设计和制作工艺的提高（OUKA 等），也离不开术者技巧的提高尤其是微创入路的开展。单髁置换并不等同于全膝关节置换的一半，它保留了韧带，即保存了本体感受器，让 UKA 术后患者本体感觉与自然膝无差别。

过去很多术者将单髁置换术当作了所谓的"阶梯治疗"中的一部分，甚至成了很多 OA 患者保守治疗和全膝关节置换术间的桥梁，然二次手术不仅增加了患者自身痛苦，更加重了家庭的经济负担。我们所主张的是"保自然膝功能，享全置换长久"，不仅让 UKA 术后患者膝关节功能接近正常人，而且可以达到与 TKA 假体存活时间相同或更长，尽术者之所能使 UKA 成为这类患者膝关节最后的手术治疗。对单髁治疗的再认识来自于大量的全膝关节置换术，当患者外侧间室及韧带均正常而进行切除和截骨时，心中的不忍不仅来自切除的韧带更是来自切除的自然膝功

能。笔者认为当一个术者在大量 TKA 术中，切除有功能组织时的不舍即是一种对关节置换术的再认识，是在向"保膝"之路前进的原动力。

单髁治疗必须要达到诊断精准、严格把握手术适应证，根据患者的自身情况（病变位置、力线）选择 UKA、HTO、TKA，不可盲目扩大手术适应证，从而使患者既拥有自然的膝功能，又可以享受终生。

膝关节骨关节炎的治疗需要阶梯化

本章所介绍的单髁治疗只是 OA 患者阶梯化治疗中的一部分，此外 HTO、口服药物及运动等亦是阶梯化治疗的重要组成。患者不应只处于全膝关节置换或等待全膝关节置换两种状态，很多患者在门诊获得的答复是"回家吃药，减少下蹲等活动，等不行了再换"，然很多内侧 OA 或力线不好的早期患者完全可以通过 UKA 和 HTO 治疗从而避免行全膝关节置换，还可保自然膝功能。我们希望的是将"保膝治疗"推广开来，针对不同的患者选择不同的治疗方案，真正地实现 OA 治疗的阶梯化，不做一个只换关节的外科医师。

参考文献

1. Vielgut I，Leitner L，Kastner N，et al. Sports Activity after Low-contact-stress Total Knee Arthroplasty - A long term follow-up study. Sci Rep，2016，6：24 630.

2. Willis-Owen C A，Brust K，Alsop H，et al. Unicondylar knee arthroplasty in

the UK National Health Service: An analysis of candidacy, outcome and cost efficacy. Knee, 2009, 16 (6): 473-478.

3. Thienpont E. Conversion of a unicompartmental knee arthroplasty to a total knee arthroplasty: can we achieve a primary result? Bone Joint J, 2017, 99-B (1 Supple A): 65-69.

4. Horikawa A, Miyakoshi N, Shimada Y, et al. Comparison of clinical outcomes between total knee arthroplasty and unicompartmental knee arthroplasty for osteoarthritis of the knee: a retrospective analysis of preoperative and postoperative results. J Orthop Surg Res, 2015, 10: 168.

5. Arirachakaran A, Choowit P, Putananon C, et al. Is unicompartmental knee arthroplasty (UKA) superior to totalknee arthroplasty (TKA) ? A systematic review and meta-analysis of randomized controlled trial. Eur J Orthop Surg Traumatol, 2015, 25 (5): 799-806.

6. Bolognesi M P, Greiner M A, Attarian D E, et al. Unicompartmental knee arthroplasty and total knee arthroplasty amongMedicare beneficiaries, 2000 to 2009. J Bone Joint Surg Am, 2013, 95 (22): 174-176.

7. Newman J, Pydisetty R V, Ackroyd C. Unicompartmental or total knee replacement: the 15-year results of a prospective randomised controlled trial. J Bone Joint Surg Br, 2009, 91 (1): 52-57.

8. Lustig S, Elguindy A, Servien E, et al. 5- to 16-year follow-up of 54 consecutive lateral unicondylar knee arthroplasties with a fixed-all polyethylene bearing. J Arthroplasty, 2011, 26 (8): 1318-1325.

9. MacIntosh D L, Hunter G A. The use of the hemiarthroplasty prosthesis for

advanced osteoarthritis and rheumatoid arthritis of the knee. J Bone Joint Surg Br，1972，54（2）：244-255

10. Hurst J M，Berend K R. Mobile-bearing unicondylar knee arthroplasty：the Oxford experience. Orthop Clin North Am，2015，46（1）：113-124.

11. Koskinen E，Eskelinen A，Paavolainen P，et al. Comparison of survival and cost-effectiveness between unicondylar arthroplasty and total knee arthroplasty in patients with primary osteoarthritis：a follow-up study of 50，493 knee replacements from the Finnish Arthroplasty Register. Acta Orthop，2008，79（4）：499-507.

12. Repicci J A，Eberle R W. Minimally invasive surgical technique for unicondylar knee arthroplasty. J South Orthop Assoc，1999，8（1）：20-27.

13. Pandit H，Jenkins C，Barker K，et al. The Oxford medial unicompartmental knee replacement using a minimally-invasive approach. J Bone Joint Surg Br，2006，88（1）：54-60.

14. Pandit H，Jenkins C，Gill H S，et al. Minimally invasive Oxford phase 3 unicompartmental knee replacement：results of 1000 cases. J Bone Joint Surg Br，2011，93（2）：198-204.

15. Faour-Martín O，Valverde-García J A，Martín-Ferrero M A，et al.Oxford phase 3 unicondylar knee arthroplasty through a minimally invasive approach：long-term results. Int Orthop，2013，37（5）：833-838.

16. Griffin T，Rowden N，Morgan D，et al. Unicompartmental knee arthroplasty for the treatment of unicompartmental osteoarthritis：A systematic study. ANZ J Surg，2007，77（4）：214-221.

17. Newman J, Pydisetty R V, Ackroyd C. Unicompartmental or total knee replacement: the 15-year results of a prospective randomised controlled trial. J Bone Joint Surg Br, 2009, 91 (1): 52-57.

18. Liddle A D, Judge A, Pandit H, et al. Adverse outcomes after total and unicompartmental knee replacement in 101, 330 matched patients: a study of data from the National Joint Registry for England and Wales. Lancet, 2014, 384 (9952): 1437-1445.

19. Amin A K, Patton J T, Cook R E, et al. Unicompartmental or total knee arthroplasty?: Results from a matched study. Clini Orthop Relat Res, 2006, 4 (51): 101-106.

20. Sharpe I, Tyrrell P N, White S H. Magnetic resonance imaging assessment for unicompartmental knee replacement: a limited role. Knee, 2001, 8 (3): 213-218.

21. Keyes G W, Carr A J, Miller R K, et al. The radiographic classification of medial gonarthrosis: correlation with operation methods in 200 knees. Acta Orthopaedica Scand, 1992, 63 (5): 497-501.

22. De Jesus C, Stacey D, Dervin GF, et al. Evaluation of a Patient Decision Aid for Unicompartmental or Total Knee Arthroplasty for Medial Knee Osteoarthritis. J Arthroplasty, 2017, 32 (11): 3340-3344.

23. Kozinn S C, Scott R. Unicondylar knee arthroplasty. J Bone Joint Surg Am, 1989, 71 (1): 145-150.

24. Murray D W, Pandit H, Weston-Simons J S, et al. Does body mass index affect the outcome of unicompartmental knee replacement? Knee, 2013, 20 (6): 461-465.

25. Pennington D W, Swienckowski J J, Lutes W B, et al. Unicompartmental knee arthroplasty in patients sixty years of age or younger. J Bone Joint Surg Am, 2003, 85-A (10): 1968-1973.

26. Choy W S, Kim K J, Lee S K, et al.Mid-term results of oxford medial unicompartmental knee arthroplasty. Clinics in orthopedic surgery, 2011, 3 (3): 178-183.

27. Goodfellow J W, O'Connor J.Clinical results of the Oxford knee: surface arthroplasty of the tibiofemoral joint with a meniscal bearing prosthesis.Clinical orthopaedics and related research, 1986, (205): 21-42.

28. Beard D J, Pandit H, Gill H S, et al. The influence of the presence and severity of pre-existing patellofemoral degenerative changes on the outcome of the Oxford medial unicompartmental knee replacement.Journal of Bone & Joint Surgery, British Volume , 2007, 89 (12): 1597-1601.

29. Volpi P, Marinoni L, Bait C, et al. Lateral unicompartimental knee arthroplasty: indications, technique and short-medium term results. Knee Surg Sports Traumatol Arthrosc, 2007, 15 (18): 1028-1034.

30. Ashraf T, Newman J H, Evans R L, et al. Lateral unicompartmental knee replacement survivorship and clinical experience over 21 years. J Bone Joint Surg Br, 2002, 84 (8): 1126-1130.

31. Ollivier M, Abdel M P, Parratte S, et al. Lateral unicondylar knee arthroplasty (UKA): contemporary indications, surgical technique, and results. Int Orthop, 2014, 38 (2): 449-455.

李 沼 整理

人工全膝关节置换术技术现状

随着人类医疗技术和健康水平的不断提高，OA 等老年性疾病逐渐成为人类最常见的骨关节疾病。目前，OA 的治疗仍是医学界一大难题，尚无有效的治疗措施能终止 OA 的疾病进展，其结局多是需要进行人工关节置换术。随着人工 TKA 手术技术和关节假体的不断优化，目前，TKA 已成为膝关节骨关节炎晚期改善关节功能，缓解患者疼痛的常规而有效的治疗措施。随着 TKA 手术技术的不断改进，近年来在适应证的把握、假体的选定、手术的准确性、围手术期管理等方面取得了很大进步。本章将着重于介绍目前人工全膝关节置换手术的技术现状。

39. 计算机导航技术在临床上的应用日益广泛

传统全膝关节置换手术通过术前 X 线片检查和术中机械导向装置进行髓内、髓外定位截骨，术者凭借肉眼、手感和经验来定位解剖标志、下肢力线和假体的旋转轴线，然后手工画线截骨、放置假体并进行软组织平衡。随着机械定位系统的改善，手术技术的发展和经验的积累，单纯依靠传统技术进行全膝关节置换术，假体植入的准确性可达到较高的水平。但系统本身固有的局限性影响了可能达到的精度，即使最精细的机械定位系统，由经验丰富的医师运用，股骨与胫骨对线误差超过 3° 的发生率也至少为 10%。当患者的股骨或胫骨解剖形态出现变异时，这种以假想的标准化骨骼的解剖及几何形态为基础的定位系统，上述误差的发生率将会更高，甚至会导致手术失败。与此同时，传统髓内定位还存在潜在感染和脂肪栓塞的风险。

为突破传统 TKA 术式的局限性，计算机辅助导航系统 TKA 术式应运而生，它是医学影像技术、计算机技术和空间示踪技术的有机结合，以其特有的精确度，可以提高膝关节假体放置的精准度，后者是假体长期生存的主要因素之一。计算机导航辅助 TKA 时需增加以下步骤：初始设置、注册、数据传输与处理。自 1999 年 1 月 Krackow 采用 Optitrak 红外导航设备完成第一例全膝关节置换术后，导航技术在欧美得到广泛开展。对导航系统而言，减小导航系统的误差，提高假体安装精确性的关键在于术前配准，这是不同类型计算机辅助人工膝关节置换手术系统的基础，也是手术的关键步骤，它是通过体表标志或解剖标志定位，将患者个体骨关节信息与计算机系统进行几何学对应的输入与成型过程。

计算机导航辅助 TKA 具有如下优势：①假体安放准确，术后下肢力线在理想的 ±3° 内翻 / 外翻以内范围的比例很高，可直接通过监视器直视确立和监控截骨、关节线移位等情况，理论上红外线导航系统准确性高，手术结果可在术中预知；②减少软组织松解，调控关间间隙和软组织张力平衡，对判断置换后的关节稳定性提供了数据，使术后关节的松紧度更接近实际；③对一些特殊病例如术前有截骨手术史或关节外畸形者提供了方便；④可实时提供假体部件的排列及下肢力线，可在术中随时矫正；⑤为微创手术提供了有用的工具；⑥不侵入股骨及胫骨髓腔，减少了术后出血和栓塞的可能性；⑦计算机模拟可用于培训，还可通过遥控系统提供远程专家会诊协助手术。但导航系统术前配准会存在一定误差，原因包括：所有导航系统髋关节中心的确定依赖髋关节小范围运动，Victor 等报道了导航下运动中心和影像学资料获得的髋关节中心相比，有平均 1.6mm 偏差（0 ~ 5mm）；骨性标志的定位依然凭借术者肉眼、手感和经验判断；骨性标志的变异对导航结果有影响；指示器在骨性标志上移动会影响导航测量轴线的准确性；导航系统无法准确定位假体旋转轴线，因为选择正确的外科参数仍没有得到解决；导航测量的轴线是在非负重位、髌骨完全脱位及内侧副韧带深层松弛的情况下，同正常轴线有一定差异；导航系统本身存在不稳定性。

　　文献报道导航可以提高假体对位、对线准确性，但导航系统仍采用传统术式相同的解剖标志定位下肢力线和假体旋转轴线，从而校准传统的截骨导板进行截骨，没有摆脱传统定位参照和截骨器械，只是基于验证和校正错误力线基础上提高手术准确性。所以，导航系统本身并没有很好的解决解剖重建下肢生物力学轴线和假体旋转轴线问题。最近，有文献报道，导航系统与传统方法对比，两者没有显著差异。另外，高昂的费用和较高的技术要求也限制了导航系统广泛推广应用。

在医学科学中，技术的革新从来都没有停止过，随着医学影像学技术、虚拟现实技术及机器人技术的不断发展，机器人辅助膝关节置换手术系统应运而生。Picard 等结合 Nolte 和 Cinquin 给出辅助膝关节手术机器人系统的分类，将手术机器人系统分为被动型、半自动型和自动型。半自动型机器人在我国应用较多，如 MAKOplasty 机器人系统，机器人的动作过程由医师参与控制，可以限制机械臂带动的手术工具的活动范围，而医师的动作又会被机器人系统根据规划的路径加以限制。该系统主要应用于膝关节单髁置换和全膝关节置换术，首先通过患者术前 CT 资料制定精确的术前方案；然后医师在术中操纵机械臂，在术前计划的引导和机械臂的帮助下，医师进行精确的截骨操作和假体安装，实现最佳的假体安装角度和软组织平衡。

总之，技术发展的目的，都是为了保证全膝关节置换术中假体安放的精准，减少误差所引起的术后关节功能及假体生存率问题，提高患者术后关节功能。目前传统全膝关节置换术仍是主流技术，随着高科技产品的不断发展完善，以及社会经济水平的持续提高，计算机导航或机器人辅助系统所具有的天然优势将不断彰显，其应用范围必将不断扩展。

40. 新兴的微创全膝关节置换术具有创伤小、功能恢复快等优势

微创 TKA 应符合如下原则：皮肤切口长度＜ 14cm，但不能牺牲假体远期效果；尽量避免破坏和扰乱伸膝装置；尽量避免翻转髌骨；操作过程中避免膝关节脱位。目前，微创 TKA 主要适用于体重＜ 100kg，膝关节活动度至少为 105°，膝关节内翻畸形＜ 10°，外翻畸形＜ 15°，屈曲挛缩畸形＜ 10° 的膝关节骨关节炎患者。膝关节周围软组织挛缩的患者，手术显露困难，均不宜行微创 TKA。

微创 TKA 的技术要点包括：

①较小的切口长度，微创 TKA 约为 6～ 14cm；

②通过屈曲和伸展膝关节显露术野；

③"移动窗口"技术，牵开术野时，只把需要显露的组织暴露出来；

④手术入路应注意保护股四头肌；

⑤对髌上下关节囊进行松解，有助于术野的显露；

⑥不翻转髌骨；

⑦股骨及胫骨原位截骨，避免胫股关节脱位；

⑧微创关节置换手术器械的配套。

微创 TKA 具有减少软组织损伤，减少术后出血，减轻术后

疼痛，加快术后康复，缩短住院时间等优点，目前在临床上应用逐渐增多。但微创 TKA 同样存在一些问题，微创 TKA 的显露不良，有可能会导致假体的位置不良、神经血管损伤、假体固定不佳、术后感染风险增高等。这些问题需要手术医师不断完善手术技术，完善手术器械等。

41. 围术期的准备与功能康复锻炼等 ERAS 相关技术是保障患者预后的重要措施

关节置换手术是治疗 KOA 的有效手段之一，能有效缓解患者的疼痛和恢复良好的关节功能，但术前禁食、禁水，焦虑、术中失血、术后疼痛、围手术期应激反应、围术期水电解质及酸碱平衡紊乱等，都是影响患者恢复的因素。加速康复 TKA 理念更注重围术期的处理，如术中微创操作减少应激、术中保暖、使用温生理盐水冲洗、采用血液管理技术、术前动员红细胞及增加铁储备、术中应用氨甲环酸、严格控制输血、注重围术期镇痛及早拔除尿管和引流管、维持内环境稳定、主张早期进食、早期下地活动等。

围手术期管理方法：

①入院前关节置换专门门诊评估患者心理状态，做好术前教育，降低患者对手术的焦虑；评估患者营养状态，对于营养状态差、贫血患者（术前血红蛋白＜ 130g/L），入院后应用促红细胞生成素＋铁剂，纠正患者贫血；

②充分了解患者的预期，外科医师、护师、康复医师、患者共同制定康复计划，增强患者的参与感，减轻患者心理负担；

③术前禁食水时间缩短，术前 2 小时允许口服 10% 葡萄糖溶液 100ml；

④术中应用保温毯、冲洗液注意使用接近体温的液体、术中应用微创手术理念及控制性降压减少出血及损伤；

⑤术后注重预防恶心、呕吐，保证安全的情况下早期进食水；

⑥围术期采用超前镇痛和多模式镇痛措施；

⑦围术期血液管理，根据情况于手术前后应用促红细胞生成素和铁剂，术后关节腔及静脉应用氨甲环酸减少出血，降低输血率；

⑧术后早期限制患者液体输入量，鼓励患者进食水；

⑨早期拔除引流管，早期下地活动；

⑩在康复医师指导下，在各项镇痛措施保障的情况下，无痛状态进行早期功能锻炼。

通过在围手术期对上述问题的严格处理，加速康复 TKA 可达到缩短患者住院时间，减少住院费用，促进患者关节功能恢复，提高患者满意度等，具有很好的临床应用价值。

42. 活动平台型膝关节假体较固定平台型无明显优势

活动平台型膝关节假体的设计在理论上不仅能减少应力、降低磨损，而且还能将膝关节固有的扭转力和剪切力吸收于衬垫和抛光的胫骨平台之间，降低关节面下磨损，并且如假体旋转对线不良时，可通过平台旋转自行纠正，减少了有害剪切力，提供假体自我动力对线功能，降低后期松动的风险。

膝关节负重区 0°～30° 采用球面对球面的设计，以提供最大的假体间接触面积，防止膝关节内外翻运动时形成膝关节边缘负重现象。这种设计可以使膝关节的接触应力控制在 10 MPa 以内。

活动平台型膝关节假体的一个主要并发症就是活动平台衬垫脱出。为了防止衬垫旋出，应该在保持矩形屈膝间隙和伸膝间隙平衡的基础上保证屈曲间隙略紧，活动平台假体软组织平衡要求更高。从目前文献报道的资料看，活动平台型假体与固定平台型相比，临床随访结果尚无法得出哪一个更优越的结论。

43. PS 及 CR 型假体在技术细节方面有着不同的要求，但长期效果并无明显差别

PS 型假体在膝关节屈曲过程中，允许股骨髁在胫骨平台上后滚，从而增加活动度（ROM），并且通过限制胫骨后移减少屈曲位不稳定。

CR 型假体的应用指征为膝关节屈曲畸形＜30°，内翻畸形＜20°或外翻畸形＜25°，关节半脱位不超过 1cm，PCL 结构完整，以及手术医师须具有相应的技术能力。PCL 过紧可能限制

膝关节活动，引发关节疼痛和聚乙烯衬垫的异常磨损。技术上，PCL 的保留和平衡是 PCL 保留型膝关节假体的关键。PCL 在胫骨平台上的附着点靠近平台后外侧，在胫骨截骨时容易伤及，尤其当胫骨截骨厚度超过 1 cm 或者后倾角过大时容易损伤到 PCL 在胫骨上的附着点。

　　PCL 的平衡原则上宁松勿紧，而且 PCL 的平衡与否必须在矫正内翻和外翻畸形基础之上进行，因为内翻或外翻畸形也影响对 PCL 张力的判断。软组织平衡需要在屈曲位和伸直位检测。胫骨和股骨截骨面之间的间隙在屈曲和伸直之间相差不能超过 1 ～ 2 mm，安装完假体试模后必须检测 PCL 张力。

　　PCL 过紧表现为：①胫骨相对于股骨向前移位；②屈曲位时胫骨平台衬垫翘起；③股骨假体在屈曲时移位。检测 PCL 相对平衡的一项很有用的试验为 Martin 等介绍的 POLO 检测法：90°屈曲位时胫骨平台衬垫不能从股骨下脱出，说明 PCL 不松；在 80°～ 120°屈曲过程中衬垫不翘起，说明不紧。

　　有人认为，CR 型膝关节假体的优势，在于易于恢复关节线高度，满足股骨髁后滚要求，保留 PCL 本体感觉，关节活动过程中心接触点的保持，胫骨平台假体骨 - 骨水泥界面低剪切应力。CR 型膝关节假体的缺点是：聚乙烯衬垫要承受很高的应力，股骨髁滑动过程中存在"荡秋千"（Seesaw）现象，软组织平衡困难，一些病例术后 ROM 较差；有时 PCL 术中难以保留。

　　PS 型膝关节假体的优点，在于它具有较大的容许度和适用范围。允许术者在一定范围内操作的"误差"，适应证更广泛，CR 型膝关节假体手术前后关节间隙变化可以控制在 3 ～ 4 mm，而后稳定型假体只需控制在 8 ～ 9 mm，仍然可以获得良好的 ROM 和功能。另外，术中无须考虑 PCL 的平衡、减少软组织松解的复杂性。而 PS 型假体存在潜在过伸位撞击问题，易出现衬垫背面磨损。

直到目前，CR 型假体和 PS 型假体的长期临床效果几乎相同，采用何种假体主要取决于医师的个人经验和看法，而 PCL 保留了本体感觉的看法，已经被大多数学者否定。

44. 髌骨置换并非常规必须

对于在 TKA 术中是否常规行髌骨置换，国内外虽进行了大量的临床对照研究，但目前仍是一个非常有争议的问题。支持行髌骨置换的相关研究认为，该术式可降低患者术后发生膝前痛的风险，减少髌骨的再手术率，增加患者的满意度，且不影响患者术后膝关节的活动度。然而，由于髌骨置换后存在出现相关并发症的可能性，如髌骨骨折、髌骨假体松动、髌骨不稳、聚乙烯衬垫磨损、髌骨弹响及髌骨坏死等，很多研究者对于 TKA 术中常规行髌骨置换仍持谨慎态度，并且他们的研究数据表明，TKA 术中是否进行髌骨置换，在降低患者术后膝前痛的发生率和改善术后关节功能方面并无明显优势。

根据我们的最新临床研究，对于全膝关节置换中，髌骨病变处于 Outerbridge 分级 3 级及以下的，常规不进行髌骨置换。我们发现，在患者术后关节功能及相关并发症的发生率方面，髌骨置换与否并无明显差别，术中不置换髌骨，对髌骨做清除骨赘、塑形、松解髌骨支持带、去神经化等措施，一样能够达到很好的临床效果。

45. 参考机械力线还是运动力线进行截骨，施术者可根据具体病例进行选择

目前，经典全膝关节置换术中进行股骨和胫骨截骨时，参照了机械力线的标准，根据患者术前 X 线片，在术中以股骨髓内定位杆确定外翻角度和外旋角度，以胫骨髓外定位杆确定后倾胫骨后倾角度，截骨的结果是在屈曲 90° 时，关节截骨面呈方形，然后安放对称的股骨髁和聚乙烯垫片。这与人生理情况是存在差异的，自然状态下的关节间隙应当是梯形结构，胫骨相对于 HKA 轴有 3° 内翻，股骨相对于 HKA 轴有 2° ～ 3° 的外翻，并且正常人的机械力线也不是固定为 0° 的，而是存在一定范围内的变异（0°±3° 以内）。此外研究也表明，术后关节机械力线的轻度异常，是不影响假体的长期生存率和磨损率的。

因此，运动力线的概念就应运而生，该技术强调针对不同患者的下肢力线，精准设计个性化方案，使假体植入后恢复关节原有的运动力学结构，即胫骨假体与胫骨干可以不垂直。该技术应用于严重膝关节内翻患者中具有一定的意义，因为严重膝内翻的

患者往往要求较大的内侧软组织松解，轻度可控的术后膝内翻有利于术后功能恢复。

总之，两者不同的截骨参考标准，各有自己的特点，医师应根据具体情况加以利用。以机械力线为原则的 TKR，要求截骨后膝关节屈曲状态下为对称的矩形关节间隙，术后用 X 线和解剖标志评价手术的结果。而以运动力线为原则的 TKR，截骨后膝关节屈曲状态下为不对称的梯形关节间隙，不以患者术后的 X 线或关节畸形来评价手术的效果。

46. 间隙平衡法和等量截骨法处理股骨后髁各有优点，在术后关节功能恢复方面无明显差异

TKA 术中关节屈曲间隙的股骨后髁截骨有间隙平衡和测量截骨两种方法。测量截骨技术一般以股骨远端冠状面上 3°外旋的基准行股骨后髁截骨，但此外旋角度存在较大个体差异。而间隙平衡技术的优势为先平衡膝关节内外侧软组织张力，撑开矩形膝关节屈曲间隙，再进行截骨，能使股骨假体安放更为精确。无论哪种截骨法，均是以获得相同的矩形间隙为目标，术中软组织平衡是关键。但相较于测量截骨技术，间隙平衡技术对于获得相同的矩形间隙较有优势。

测量截骨技术参照 Whiteside 线、上髁轴或后髁轴进行股骨后髁截骨，而间隙平衡技术是在初次股骨远端截骨后测量膝关节屈曲间隙进行截骨，重点强调内外侧软组织等张，因此间隙平衡

技术在股骨假体安放位置上更个体化和精确化。

目前研究表明，两者截骨技术各有优点，在术后关节功能恢复方面无明显差异。此外由于骨关节炎患者常伴有股骨后髁磨损，此类患者仅以后髁轴进行定位，难免会造成误差，此时若采用测量截骨技术，建议在参照后髁轴的基础上联合上髁轴及Whiteside 线共同进行定位，在内外侧副韧带平衡的条件下达到伸、屈膝时相同的矩形间隙，再进行截骨，以将股骨假体安放在最合适的外旋角度上。

总之，经过数十年的发展，全膝关节置换术对于晚期膝关节炎患者的治疗，已得到了医师和患者的肯定，在缓解关节疼痛，恢复关节功能方面效果确切。本文对全膝关节置换术的技术现状作了比较粗略的总结，由于篇幅及笔者能力有限，尚有很多方面未能阐述。而随着全膝关节置换技术的发展和革新，新的理念、新的方法将不断涌现，需要我们不断地更新自己对该技术的认识，主动应用新的技术观点，来更精准、更微创地进行手术操作，提高全膝关节置换术的临床效果，减轻手术对患者的影响。

参考文献

1. Rampersaud Y R，Wai E K，Fisher C G，et al. Postoperative improvement in health-related quality of life：a national comparison of surgical treatment for focal （one- to two-level）lumbar spinal stenosis compared with total joint arthroplasty for osteoarthritis. Spine Journal，2011，11（11）：1033-1041.

2. Mahaluxmivala J, Bankes M J, Nicolai P, et al. The effect of surgeon experience on component positioning in 673 Press Fit Condylar posterior cruciate-sacrificing total knee arthroplasties. Journal of Arthroplasty, 2001, 16 (5): 635-640.

3. Mihalko W M, Krackow K A. Differences between extramedullary, intramedullary, and computer-aided surgery tibial alignment techniques for total knee arthroplasty. Journal of Knee Surgery, 2006, 19 (1): 33-36.

4. Krackow K A, Bayers-Thering M, Phillips M J, et al. A new technique for determining proper mechanical axis alignment during total knee arthroplasty: progress toward computer-assisted TKA. Orthopedics, 1999, 22 (7): 698-702.

5. Victor J, Van D D, Labey L, et al. A common reference frame for describing rotation of the distal femur: a ct-based kinematic study using cadavers. Journal of Bone & Joint Surgery British Volume, 2009, 91 (5): 683-690.

6. Spencer J M, Chauhan S K, Sloan K, et al. Computer navigation versus conventional total knee replacement: no difference in functional results at two years. Journal of Bone & Joint Surgery British Volume, 2007, 89 (8): 1130-1131.

7. Jenny J, Boeri C. Low reproducibility of the intra-operative measurement of the transepicondylar axis during total knee replacement. Acta Orthopaedica Scandinavica, 2004, 75 (1): 74-77.

8. Delp S L, Stulberg S D, Davies B, et al. Computer assisted knee replacement. Clinical Orthopaedics & Related Research, 1998, 354: 49-56.

9. Kim Y, Kim J S, Yoon S H. Alignment and orientation of the components in total knee replacement with and without navigation support: a prospective, randomised

study. Journal of Bone & Joint Surgery British Volume，2007，89（4）：471-476.

10. Mielke R K，Clemens U，Jens J H，et al. Navigation in knee endoprosthesis implantation--preliminary experiences and prospective comparative study with conventional implantation technique. Zeitschrift Für Orthopädie，2001，139（2）：109-116.

11. 雷静桃，曹元龙，胡磊，等. 机器人辅助膝关节置换手术系统研究综述. 机械设计，2014，（1）：1-8.

12. Skwara A，Tibesku C O，Ostermeier S，et al. Differences in patellofemoral contact stresses between mobile-bearing and fixed-bearing total knee arthroplasties：a dynamic in vitro measurement. Archives of Orthopaedic & Trauma Surgery，2009，129（7）：901-907.

13. Calvisi V，Camillieri G，Lupparelli S. Resurfacing versus nonresurfacing the patella in total knee arthroplasty：a critical appraisal of the available evidence. Archives of Orthopaedic & Trauma Surgery，2009，129（9）：1261-1270.

14. Russell R D，Huo M H，Jones R E. Avoiding patellar complications in total knee replacement. Bone Joint J，2014，96-B（11 Supple A）：84-86.

15. 王军锋，李沼，张克石，等. 双膝关节置换术中髌骨置换与否的左右侧随机对照研究. 北京大学学报（医学版），2017，49（5）：861-866.

16. Bellemans J，Vandenneucker H，Van L J，et al. A new surgical technique for medial collateral ligament balancing：multiple needle puncturing. Journal of Arthroplasty，2010，25（7）：1151-1156.

17. Parratte S，Pagnano M W，Trousdale R T，et al. Effect of postoperative

mechanical axis alignment on the fifteen-year survival of modern, cemented total knee replacements. Journal of Bone & Joint Surgery American Volume, 2010, 92 (12): 2143-2149.

18. Young S W, Walker M L, Bayan A, et al. The Chitranjan S Ranawat Award: No Difference in 2-year Functional Outcomes Using Kinematic versus Mechanical Alignment in TKA: A Randomized Controlled Clinical Trial. Clin Orthop Relat Res, 2017, 475 (1): 9-20.

19. Fehring T K. Rotational malalignment of the femoral component in total knee arthroplasty. Clinical Orthopaedics & Related Research, 2000, (380): 72-79.

20. Dennis D A. Measured resection: an outdated technique in total knee arthroplasty. Orthopedics, 2008, 31 (9): 940-943.

21. 洪伟祥，冯建民，王毅，等 . 测量截骨与间隙平衡技术在全膝关节置换术中应用的中期随访比较 . 国际骨科学杂志，2016，37（4）：255-259.

王军锋　整理

膝关节骨关节炎典型病例

47. 胫骨近端截骨矫形典型病例

病史简介

患者，女性，54 岁。

主诉：左膝关节间断疼痛 6 个月，加重 1 个月。

现病史：患者于 6 个月前长距离步行（＞ 2 公里）时左侧膝关节隐痛不适，休息后即缓解，不伴有膝关节肿胀、发热等症状，遂未及时就医。半年来左膝疼痛间断发作，逐渐加重，近 1 个月来行走约 500 米即感左膝疼痛明显，上楼梯时尤甚。

入院查体及辅助检查

体温 36.4 ℃，心率 80 次 / 分，呼吸 18 次 / 分，血压 150/90mmHg。神志清楚，配合查体，对答合理，营养中等，正力体型。心肺腹及神经科查体未见明显异常。脊柱外观无畸形，活动无受限，脊柱轴向叩痛（－）。双上肢运动，肌力 V 级，感觉未见异常，双侧 Rossilimo 征（−），Hoffmann 征（−），生理反射正常对称；躯体感觉无异常，腰椎棘突及棘间无压痛，双侧直腿抬高试验（−），双侧股神经牵拉试验（−）；双下肢感觉正常，双侧膝腱反射对称引出，双侧跟腱反射对称引出，双侧髌阵挛、踝阵挛未引出，双侧 Babinski 征（−）。双侧足背动脉搏动有力。双侧髋关节无畸形，髋关节活动度正常，双侧 Thomas 征（−），"4"字试验（−）。双下肢关键肌肌力Ⅴ级，肌张力正常。双膝轻度内翻畸形，左侧略明显，双膝皮肤无破溃、红肿、无瘢痕，双膝膝眼饱满，左膝前内侧肿胀较右侧明显；双侧膝关节周围皮温无明显增高，左膝关节内侧间隙压痛（+），右膝关节内侧压痛（−）（表 2）。

表 2　患者检查结果

	右侧	左侧
浮髌试验	（−）	（−）
髌骨研磨	（−）	（−）
膝关节活动度（ROM）（主动）	$130°^{a}-0°^{b}-0°^{c}$	$130°^{a}-0°^{b}-0°^{c}$
膝关节活动度（ROM）（被动）	$135°^{a}-0°^{b}-0°^{c}$	$130°^{a}-0°^{b}-0°^{c}$
过伸痛	（−）	（+）
过屈痛	（+）	（+）
侧方应力试验（内）	（−）	（−）
侧方应力试验（外）	（−）	（−）
抽屉试验（drawer sign）（前）	（−）	（−）
抽屉试验（drawer sign）（后）	（−）	（−）
Lachman 试验	（−）	（−）

	右侧	左侧
McMurray 试验	外翻外旋（−）	内翻内旋（−）
美国膝关节协会评分（简称 KSS）	85	60
KSS 功能评分：60 分		

注：a：屈曲位；b：伸直位；c：屈曲挛缩。

辅助检查：双膝关节负重正位、双下肢负重全长正位、左膝关节侧位、双膝髌骨轴位 X 片（图 5～图 8）。提示：双膝关节内翻畸形，左侧为著，双膝关节对位良好，股骨内外髁、胫骨平台缘、髁间嵴及髌骨缘可见骨质增生，关节面硬化，双膝内侧关节间隙变窄。

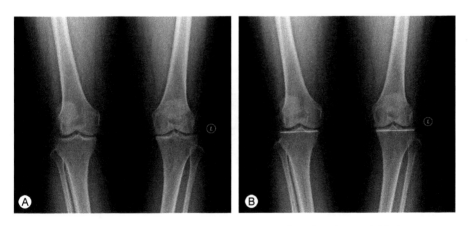

图 5　双膝关节负重正位 X 片，图 A、B，右为左膝（彩图见彩插 2）

注：红线：胫骨解剖轴；黄线：胫骨平台。

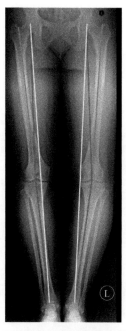

图6 双下肢全长负重正位X片，图右为
左下肢（彩图见彩插3）

注：黄线：下肢机械轴；红线：HKA角；蓝线：
股骨解剖轴。

图7 左膝关节侧位X片

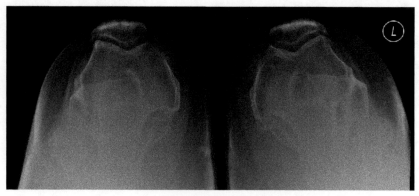

图8 双侧髌骨轴位X片，图右为左膝

入院初步诊断

双膝关节重度骨关节炎（内翻畸形，左侧重；Kellgren-Lawrance 分级：Ⅳ级）。

术前准备

患者入院后一般状况良好，各项术前检查结果未见明显异常。测量下肢 X 片角度值：右侧胫骨近端角 83°，左侧为 80°；右膝股胫角 184°，左侧为 191°。预设计截骨线及撑开矫形角度。

关振鹏教授查房：该病例具有以下 5 个特点：①中年女性患者（年龄＜ 60 岁）；②膝关节疼痛、畸形，影响日常生活，左膝内翻畸形＞ 5°，达到行人工膝关节置换手术的指征；③膝关节主动/被动屈伸活动范围正常，无屈曲挛缩畸形；④胫骨近端角＜ 85°；⑤膝关节病变主要集中在内侧间室，核磁证实外侧间室半月板和关节软骨无明显损伤。故该患者适合行左胫骨近端内侧开式截骨矫形手术以纠正下肢力线，减轻膝关节内侧间室负重磨损，缓解疼痛症状，力争推迟行人工膝关节置换的时间至 60 岁后，避免相对年轻的患者在有生之年人工关节寿命到期而需进行翻修手术。

胫骨近端截骨矫形术是位于关节外的手术操作，保留了膝关节结构的完整性，其恢复过程类似于管状骨干部简单骨折，相对于膝关节置换而言，具有手术时间短、创伤小、恢复快等特点，尤其术后及康复过程中基本无痛，患者容易接受。通常情况下，患者术后第 2 日即可开始患肢部分负重，术后 6 周可以完全负重锻炼，常规在术后 3 个月日常生活的劳动和体育运动均不受影响。

手术情况

患者接受硬腰联合麻醉，双下肢镇痛效果良好，术中神志清楚，心电监护显示生命体征平稳。

手术采用美国强生辛迪斯 Tomofix 胫骨近端锁定钢板进行撑开截骨后内固定，手术操作全程历时 40 分钟，术中出血量约 100ml。

术后恢复

术后患者恢复良好（图 9），4 天后出院回家继续休养、康复锻炼。术后 4 周患者扶单拐步行来院复查，伤口愈合良好，周围

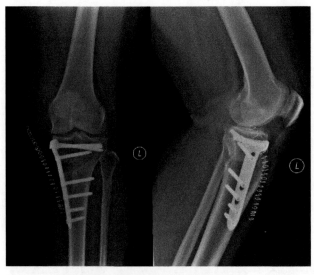

图 9 术后左膝关节正侧位 X 片

皮肤无红肿，局部压痛轻度。右下肢负重活动时左膝关节周围无明显疼痛，膝关节活动自如，关节内侧间隙压痛（-），（伸直）0°-（屈曲）130°。

48. 膝关节单髁置换典型病例

病史简介

患者，女性，67 岁。

主诉：左膝关节间断疼痛 3 年，加重 3 周。

现病史：患者 3 年前无明确诱因开始间断出现左膝关节行走时疼痛，多为隐痛，伴左膝关节前内侧肿胀，发作期间晨起或久站后疼痛明显并僵硬感，适当活动后症状可减轻，劳累后再次加重。当时，休养、口服非甾体消炎药配合温理疗可缓解左膝不适。1 年半前左膝再次疼痛时在当地医院行"关节镜微创治疗"，具体不详，术后症状近半年未复发。1 年前劳累后左膝症状复发，药物加理疗效果欠佳，之后频繁发作，影响日常生活。3 周前劳动后着凉，左膝肿痛明显，目前行走约 500 米即疼痛难以忍受，上下楼梯困难，不敢下蹲活动。

入院查体及辅助检查

体温 36.5 ℃，心率 73 次 / 分，呼吸 18 次 / 分，血压 130/70mmHg。神志清楚，配合查体，对答合理，营养中等，正力体型。心肺腹及神经科查体未见明显异常。脊柱外观无畸形，活动无受限，脊柱轴向叩痛（-）。双上肢运动，肌力Ⅴ级，感觉未见异常，双侧 Rossilimo 征（−），Hoffmann 征（−），生理反射正常对称；躯体感觉无异常，腰椎棘突及棘间无压痛，双侧直腿抬高试验（−），双侧股神经牵拉试验（−）；双下肢感觉正常，双侧膝腱反射对称引出，双侧跟腱反射对称引出，双侧髌阵挛、踝阵挛未引出，双侧 Babinski 征（−）。双侧足背动脉搏动有力。双侧髋关节无畸形，髋关节活动度正常，双侧 Thomas 征（−），"4"字试验（−）。双下肢关键肌肌力Ⅴ级，肌张力正常（表3）。

双下肢未见明显内外翻畸形，双膝皮肤无破溃、红肿，无瘢痕，右膝周围未见肿胀，左膝膝眼饱满，髌内侧肿胀；右膝周皮温不高，左膝内侧皮温增高，左膝关节内侧间隙压痛（+）。

表3　患者检查结果

	右侧	左侧
浮髌试验	（−）	（−）
髌骨研磨	（−）	（±）
膝关节活动度（ROM）（主动）	$135°^a-0°^b-0°^c$	$125°^a-0°^b-0°^c$
膝关节活动度（ROM）（被动）	$135°^a-0°^b-0°^c$	$135°^a-0°^b-0°^c$
过伸痛	（−）	（+）
过屈痛	（−）	（+）
侧方应力试验（内）	（−）	（−）
侧方应力试验（外）	（−）	（−）
抽屉试验（drawer sign）（前）	（−）	（−）
抽屉试验（drawer sign）（后）	（−）	（−）
Lachman 试验	（−）	（−）

续表

	右侧	左侧
McMurray 试验	外翻外旋（－）	内翻内旋（＋）
美国膝关节协会评分（简称 KSS）	100	77
KSS 功能评分：80 分		

注：ª：屈曲位；ᵇ：伸直位；ᶜ：屈曲挛缩。

辅助检查：双膝关节负重正位、左膝关节侧方应力位、左膝关节侧位、双膝髌骨轴位、双下肢负重全长正位 X 片（图 11～图 15）。提示：双膝股胫关节及髌股关节对位良好，双侧股骨内外髁、胫骨平台边缘、髁间嵴及髌骨缘可见骨质增生，左膝内侧为著；左膝内侧间室关节面硬化，关节间隙变窄。左膝关节侧方应力位 X 片可见施加外翻应力后，左膝内侧间室间隙恢复正常（图 12 红色箭头所示），左膝术前 MRI 评估见图 10。

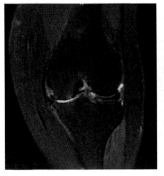 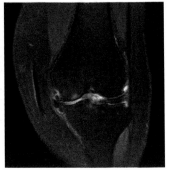

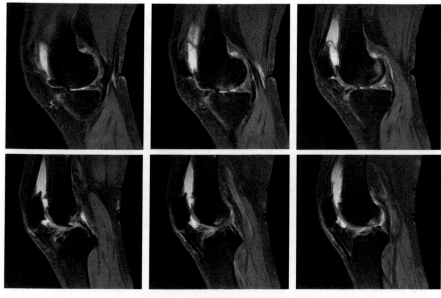

图 10　术前 MRI 评估情况

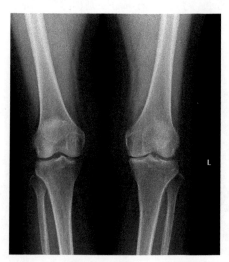

图 11　双膝关节负重正位 X 片，图右为
左膝

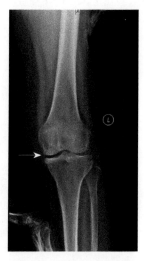

图 12　左膝关节侧方应
力位 X 片，可见内侧间室
间隙恢复正常宽度，如红
箭头所示（彩图见彩插 4）

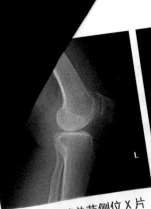

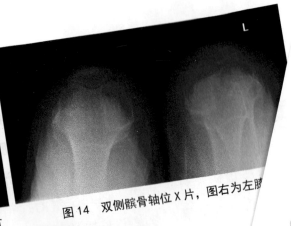

图13 左膝关节侧位 X 片

图14 双侧髌骨轴位 X 片，图右为左膝

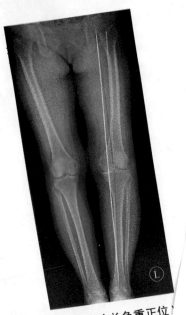

图15 双下肢全长负重正位 X 片
图右为左下肢（彩图见彩插
注：黄线：下肢机械轴；红线：
蓝线：股骨解剖轴。

入院初步诊断

左膝关节内侧间室重度骨关节炎

IV级）。

术前准备

患者入院后一般状况良好，

常，类风湿因子、红细胞沉降

关振鹏教授查房：患者

伴肿胀，经理疗、药物治疗、关节镜……

能障碍严重影响日常活动，达到手术治疗指征。结合患者临

征及辅助检查结果，考虑患者膝关节病变符合以下几个特征：①

能够排除类风湿关节炎、感染性关节炎等全关节炎性病变可能，

证实关节内病变主要集中在左膝内侧间室，影像学提示膝关节内

侧间隙明显变窄，病情程度需要接受关节置换手术治疗，而膝外

侧间室及髌股间室关节间隙接近正常，髌骨无向外侧脱位或半脱

位；②膝关节畸形不严重，内翻畸形＜10°、无屈曲挛缩畸形

（该患者膝内翻 5°左右，膝关节存在约 5°的主动伸直滞缺，在

应力作用下可伸直）；③膝关节屈曲活动度＞100°（该患者在

20°以上）；④膝关节稳定性良好（前后抽屉试验及内外翻应

试验均为阴性，考虑关节周围韧带功能尚好）；⑤患者中度超

体重 69kg，BMI 为 25.04，不属于肥胖体型。综合以上 5 条

特点，该患者适合行左膝单（内侧）髁关节置换手术。

相对于全膝置换而言，单髁置换术切口小、截骨量减少一

上、手术创伤明显减少、恢复更快、住院时间更短。由于保

膝关节内全部韧带，保留了韧带组织中全部的本体感觉感受

髁置换术后的患者更容易感知膝关节运动过程中的力量变

化、位置变化，在经过康复训练之后，更容易"遗忘"这次手术，运动更加协调与自如，步态更接近正常，上下楼梯更加容易。另外，假如日后出现人工关节失效，因骨量丢失相对少，翻修手术的选择余地就更多。

手术情况

患者接受硬腰联合麻醉，双下肢镇痛效果良好，术中神志清楚，心电监护显示生命体征平稳。

手术采用美国邦美公司牛津单髁膝关节系统进行关节置换，手术操作全程历时 50 分钟，术中出血量约 50ml。

术后恢复

术后患者平稳恢复，5 天后出院回家继续膝关节康复锻炼。

术后 6 周患者步行来院复查，无须拐杖辅助，步态正常，伤口愈合良好，膝前髌内侧轻度肿胀，皮肤温度无明显增高，关节活动自如，无压痛，（伸直）0°－（屈曲）120°。复查膝关节正、侧及髌骨轴位 X 片（图 16～图 18）提示假体位置良好，无松动、

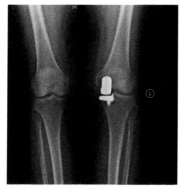

图 16　术后 6 周双膝关节负重正位 X 片，图右为左膝

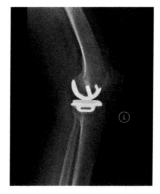

图 17　术后 6 周左膝侧位 X 片

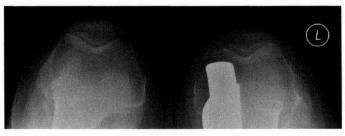

图18 术后6周双髌骨轴位X片，图右为左膝

感染征象。

49. 膝关节置换典型病例

病史简介

患者，女性，77岁。

主诉：左膝关节间断疼痛20年，加重2年。

现病史：患者20年前无明确诱因开始左膝关节疼痛，间断发作，往往于劳累或着凉后发作，休息一周左右可缓解。2年前开始左膝关节疼痛频繁，疼痛程度逐渐加重并关节周围肿胀，且休息后不易缓解，当时行关节腔玻璃酸钠注射治疗，症状缓解不明显；1年半前在当地医院行膝关节镜探查、清理手术，术后左膝肿痛减轻约4个月，之后左膝肿痛同前，需要每日口服消炎镇痛类药物。目前患者出门需要用单手杖，行走100～500米左膝即需要休息缓解疼痛，上下楼时需要扶栏杆。

入院查体及辅助检查

体温36.8℃，心率76次/分，呼吸18次/分，血压

130/90mmHg。神志清楚，配合查体，对答合理，营养中等，正力体型。心肺腹及神经科查体未见明显异常。脊柱外观无畸形，活动无受限，脊柱轴向叩痛（-）。双上肢运动，肌力Ⅴ级，感觉未见异常，双侧Rossilimo征（-），Hoffmann征（-），生理反射正常对称；躯体感觉无异常，腰椎棘突及棘间无压痛，双侧直腿抬高试验（-），双侧股神经牵拉试验（-）；双下肢感觉正常，双侧膝腱反射对称引出，双侧跟腱反射对称引出，双侧髌阵挛、踝阵挛未引出，双侧Babinski征（-）。双侧足背动脉搏动有力。双侧髋关节无畸形，髋关节活动度正常，双侧Thomas征（-），"4"字试验（-）。双下肢关键肌肌力Ⅴ级，肌张力正常。左膝：左下肢外翻畸形，左膝关节周围轻度肿胀，皮肤无破溃、发红，髌骨前端下方左右侧各见一短小瘢痕，愈合良好；左膝后侧皮温正常，前外侧皮温略高，关节间隙内外侧压痛，外侧明显；左膝关节外翻畸形约20°，（被动）能伸直，关节活动度：（伸直）0°-（屈曲）120°，（主动）伸展滞缺：0°，关节前后方稳定性：位移＜5mm，关节内外侧稳定性：角度变化＜5°。左膝髌骨研磨（+），浮髌试验（-），过伸痛（+），过屈痛（+），McMurray试验（+）。右膝：右下肢未见内外翻畸形，关节周围无明显肿胀，皮肤无破溃，无发红，膝周皮温正常，膝关节内侧关节间隙轻度压痛，余部未及疼痛；右膝关节（被动）能伸直，关节活动度：（伸直）0°-（屈曲）125°，（主动）伸展滞缺：0°；关节前后方稳定性：位移＜5mm，关节内外侧稳定性：角度变化

＜5°。髌骨研磨（＋），浮髌试验（－），过伸痛（＋），过屈痛（－），McMurray 试验（－）。

美国膝关节协会评分（简称 KSS 评分）：左膝 29 分，右膝 75 分；KSS 功能评分：55 分。

辅助检查：双膝关节负重正位、左膝关节侧位、双膝髌骨轴位、双下肢负重全长正位 X 片（图 19～图 22）。提示：左膝外翻畸形，右膝关节对位可，双侧股骨内外髁、胫骨平台缘、髁间嵴及髌骨缘可见骨质增生，关节面硬化，关节间隙变窄，左膝关节外侧间室间隙接近消失；左膝关节后胫骨平台水平可见大块游离骨密度影。

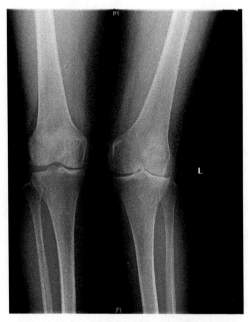

图 19 双膝关节负重正位 X 片，图右为左膝

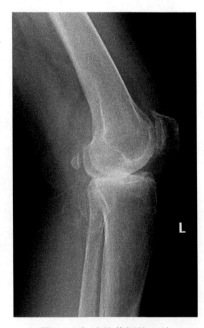

图 20 左膝关节侧位 X 片

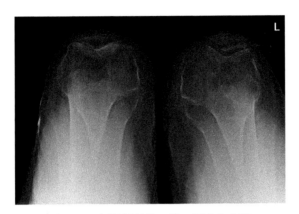

图 21　双侧髌骨轴位 X 片，图右为左膝

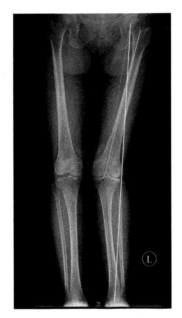

图 22　双下肢全长负重正位 X 片，图右为左下肢（彩图见彩插 6）

注：黄线：下肢机械轴；红线：HKA 角；蓝线：股骨解剖轴。

入院初步诊断

左膝关节重度骨关节炎（外翻畸形；Kellgren-Lawrance 分级：Ⅳ级）。

术前准备

患者入院后一般状况良好，各项术前检查结果未见明显异常。

关振鹏教授查房：考虑患者老年女性，左膝隐匿性起病，病程较长。目前左膝外翻畸形达到 20°，关节疼痛并功能障碍已严重影响日常生活，各种保守及微创治疗效果不佳，符合人工全膝关节置换手术指征。各项术前检查排除心脑血管及呼吸、消化、泌尿等系统性急重症，排除感染、肿瘤等全身性疾病，无骨科手术禁忌证。应择期行左侧人工表面膝关节置换术。

手术情况

患者接受硬腰联合麻醉，双下肢镇痛效果良好，术中神志清楚，心电监护显示生命体征平稳。

手术采用美国史塞克公司 NRG 膝关节系统进行关节置换（图 23），手术操作全程历时 45 分钟，术中出血量约 100ml。

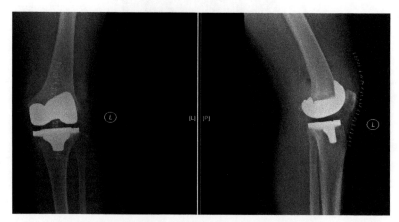

图 23 术中左膝关节正侧位 X 片，左膝后大块游离骨已取出，影像消失

术后恢复

术后患者平稳恢复，5 天后出院回家继续膝关节康复锻炼。

术后 6 周患者习步架辅助步行来院复查，伤口愈合良好，膝前轻度肿胀，皮肤温度不高，关节活动自如，无明显疼痛。复查膝关节正、侧及髌骨轴位 X 片提示假体位置良好，未见松动（图 24～图 28）。

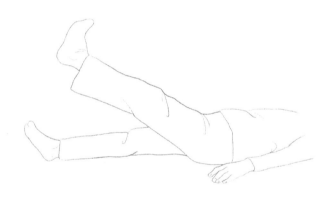

图 24　术后 6 周左膝关节主动伸直位大体相

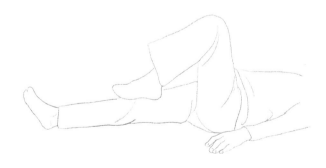

图 25　术后 6 周左膝关节主动屈曲位大体相

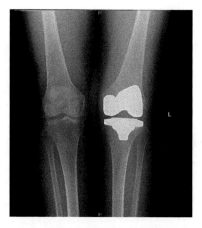

图 26 术后 6 周双膝关节负重正
位 X 片，图右为左膝

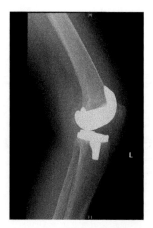

图 27 术后 6 周左膝侧位 X 片

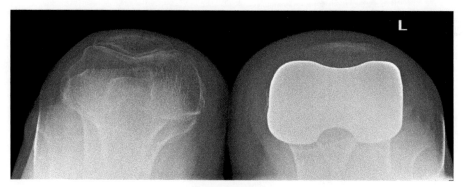

图 28 术后 6 周双髌骨轴位 X 片，图右为左膝

　　出院后四个半月患者自己步行来院第二次复查，无须拐杖辅助，步态正常，左膝关节无肿痛，关节屈伸活动自如，（伸直）0°-（屈曲）130°。

裴征　张卓　整理

出版者后记
Postscript

科学技术文献出版社自 1973 年成立即开始出版医学图书，40 余年来，医学图书的内容和出版形式都发生了很大变化，这些无一不与医学的发展和进步相关。《中国医学临床百家》从 2016 年策划至今，感谢 600 余位权威专家对每本书、每个细节的精雕细琢，现已出版作品近百种。2018 年，丛书全面展开学科总主编制，由各个学科权威专家指导本学科相关出版工作，我们以饱满的热情迎来了《中国医学临床百家》丛书各个分卷的诞生，也期待着《中国医学临床百家》丛书的出版工作更加科学与规范。

近几年，中国的临床医学有了很大的发展，在国际医学领域也开始崭露头角。以北京天坛医院牵头的 CHANCE 研究成果改写美国脑血管病二级预防指南为标志，中国一批临床专家的科研成果正在走向世界。但是，这些权威临床专家的科研成果多数首先发表在国外期刊上，之后才在国内期刊、会议中展现。如果出版专著，又为多人合著，专家个人的观点和成果精华被稀释。为改变这种零落的展现方式，作为科技部所属的唯一一家出版机构，我们有责任为中国的临床医生提供一个系统展示临床研究成果的舞台。为此，我们策划出版了这套高端医学专著——《中国医学临床百家》丛书。

中国医学临床百家

"百家"既指临床各学科的权威专家，也取百家争鸣之义。

丛书中每一本书阐述一种疾病的最新研究成果及专家观点，按年度持续出版，强调医学知识的权威性和时效性，以期细致、连续、全面展示我国临床医学的发展历程。与其他医学专著相比，本丛书具有出版周期短、持续性强、主题突出、内容精练、阅读体验佳等特点。在图书出版的同时，同步通过万方数据库等互联网平台进入全国的医院，让各级临床医师和医学科研人员通过数据库检索到专家观点，并能迅速在临床实践中得以应用。

在与作者沟通过程中，他们对丛书出版的高度认可给了我们坚定的信心。北京协和医院邱贵兴院士说"这个项目是出版界的创新……项目持续开展下去，对促进中国临床学科的发展能起到很大作用"。中国人民解放军第二军医大学孙颖浩校长表示"我鼓励我国的泌尿外科医生把自己的创新成果和宝贵的经验传播给国内同行，我期待本丛书的出版"；北京大学第一医院霍勇教授认为"百家丛书很有意义"。我们感谢这么多临床专家积极参与本丛书的写作，他们在深夜里的奋笔，感动着我们，鼓舞着我们，这是对本丛书的巨大支持，也是对我们出版工作的肯定，我们由衷地感谢作者的支持与付出！

在传统媒体与新兴媒体相融合的今天，打造好这套在互联网时代出版与传播的高端医学专著，为临床科研成果的快速转化服务，为中国临床医学的创新及临床医师诊疗水平的提升服务，我们一直在努力！

科学技术文献出版社

2018 年春

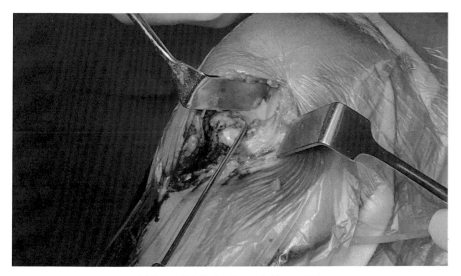

彩插 1　术中探查（见正文第 144 页）

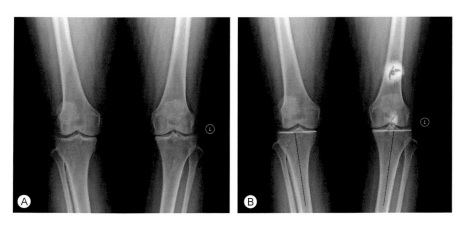

彩插 2　双膝关节负重正位 X 片，图 A、B，右为左膝（见正文第 169 页）

注：红线：胫骨解剖轴；黄线：胫骨平台。